高血压

衣 食 住 行 一看就懂

王鲁雁 主编

吉林科学技术出版社

图书在版编目（CIP）数据

高血压衣食住行一看就懂 / 王鲁雁主编 . -- 长春：
吉林科学技术出版社，2022.8
ISBN 978-7-5578-9230-2

Ⅰ . ①高… Ⅱ . ①王… Ⅲ . ①高血压－防治 Ⅳ .
① R544.1

中国版本图书馆 CIP 数据核字 (2022) 第 033371 号

高血压衣食住行一看就懂
GAOXUEYA YI-SHI-ZHU-XING YI KAN JIU DONG

主　　编　王鲁雁
出 版 人　宛　霞
责任编辑　宿迪超
助理编辑　郭劲松
装帧设计　陈卓通
制　　版　上品励合（北京）文化传播有限公司
幅面尺寸　170 mm × 240 mm
开　　本　16
字　　数　200 千字
印　　张　13
页　　数　208
印　　数　1-7 000 册
版　　次　2022 年 8 月第 1 版
印　　次　2022 年 8 月第 1 次印刷
出　　版　吉林科学技术出版社
发　　行　吉林科学技术出版社
社　　址　长春市福祉大路 5788 号出版大厦 A 座
邮　　编　130118
发行部电话 / 传真　0431-81629529　81629530　81629531
　　　　　　　　　　81629532　81629533　81629534
储运部电话　0431-86059116
编辑部电话　0431-81629378
印　　刷　长春百花彩印有限公司
书　　号　ISBN 978-7-5578-9230-2
定　　价　49.90 元
如有印装质量问题可寄出版社调换
版权所有　翻印必究　举报电话：0431-81629517

前言

高血压是一种慢性病，在临床上非常普遍，而且有年轻化的趋势。高血压常常是悄无声息地来到人们身边的，比如有些人突然出现头痛、头晕等不舒服的症状，测量血压后才发现血压高；还有些人是在体检时发现患有高血压的。

高血压导致的后果很严重，可引发心、脑、肾等重要脏器并发症，甚至危及生命。所以，对于高血压，一定要早发现、早治疗。但很多人并不清楚如何判断自己是不是患了高血压，以至于耽误了治疗。而且高血压与生活方式密切相关，不良的饮食方式、生活习惯等都是诱发高血压的重要因素。

基于此，我编写了此书，首先给大家普及了高血压的相关知识，比如初次发现血压高要怎么做？如何就医、检查、监测及确诊高血压等等。然后教大家如何通过调整生活方式来控制高血压，比如低盐、低脂、低糖饮食，戒烟限酒，生活规律，不熬夜，心理调适，适当运动等。如果通过调整生活方式，还不能控制血压，那就需要服用降压药物了。所以，我也在书中详细讲解了降压药物的种类，药物治疗的原则，如何选择、服用、调整用药，以供读者参考。

本书的初衷就是告诉大家，得了高血压并不可怕，只要调整并坚持健康的生活方式，正确服用降压药物，就可以很好地控制血压，跟高血压和平共处，提高生活质量。

目录

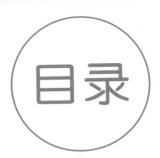

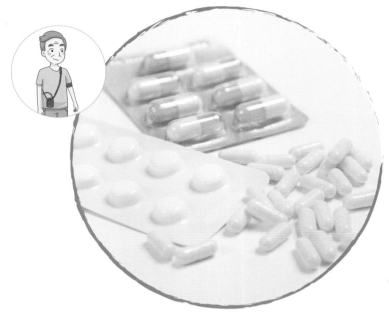

第一章
一时血压高就是高血压?
你知道如何确诊吗?

第一章
一时血压高就是高血压?
你知道如何确诊吗? 1

第一, 初次发现血压高, 需要做什么......................................2

第二, 如果没有上述不利因素存在,
建议进行家庭血压监测......................................6

第三, 如果血压还是高, 就要准备就医检查了 7

第四, 初诊高血压时,
如果条件允许可进行24小时动态血压监测 10

第五, 再次就医, 由医生评估检查结果 12

第六, 确诊高血压后, 我们应该怎么做 14

第二章
选好降压药，安全平稳降血压

选好降压药，安全平稳降血压....................15

第一，常用的降压药物有哪几类 16

第二，你要知道的高血压药物治疗原则 19

第三，单一用药VS联合用药，哪个好....................22

第四，如何正确服用降压药物 24

第五，血压波动大时如何调整药物 26

第六，高血压用药的常见问题解答 27

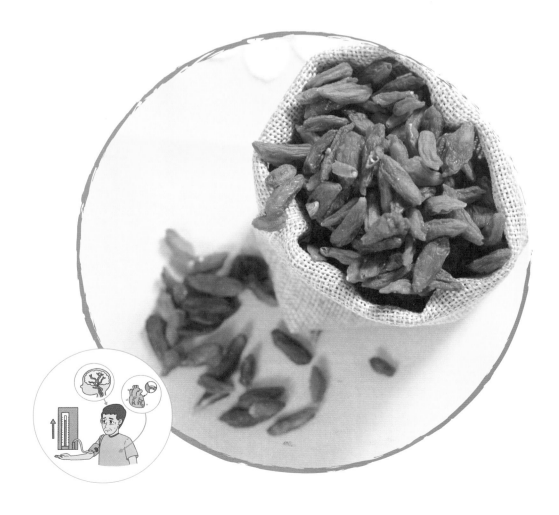

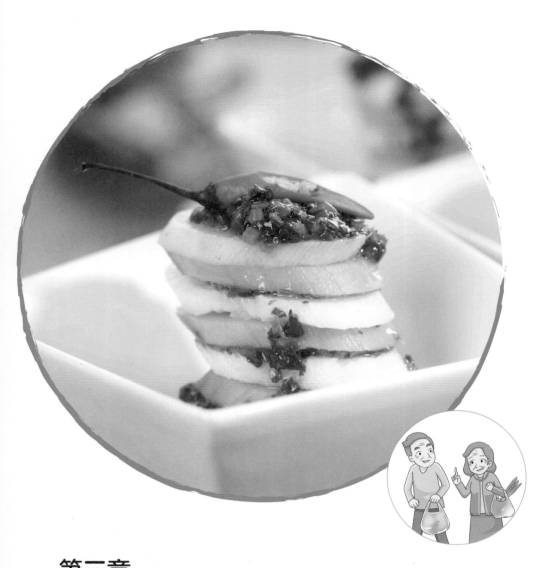

第三章
吃对了，血压平稳不升高 29

第一，反思自己有哪些不利于血压稳定的饮食习惯 30

第二，养成良好的饮食习惯 32

第三，积极补充有利于控制血压的营养素 42

第四，用好食物中的降压药 44

第五，安排好日常饮食 134

第四章
有效控压、稳定降压的运动处方 143

第一，运动协助降低血压 144

第二，能不能运动，怎么运动，要看自己的身体条件 145

第三，高血压患者运动时应注意的问题 146

第四，这些中等强度的户外有氧运动可以常做 148

第五，简单又有效的室内降压运动 152

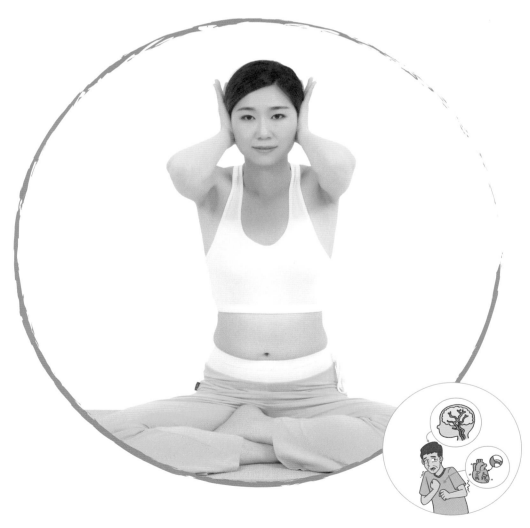

第五章
调整生活方式，让血压稳定下来 159

第一，生活有规律，可减小血压波动 160

第二，学会调节情绪，心平气和，血压才稳 162

第三，良好的睡眠，有助于血压稳定 164

第四，保持大便通畅，避免用力排便带来的风险 166

第五，正确洗澡，避免发生心脑血管意外 167

第六，高血压患者出门旅游应注意什么 168

第七，环境温度要适宜，太冷太热都不利于血压稳定 170

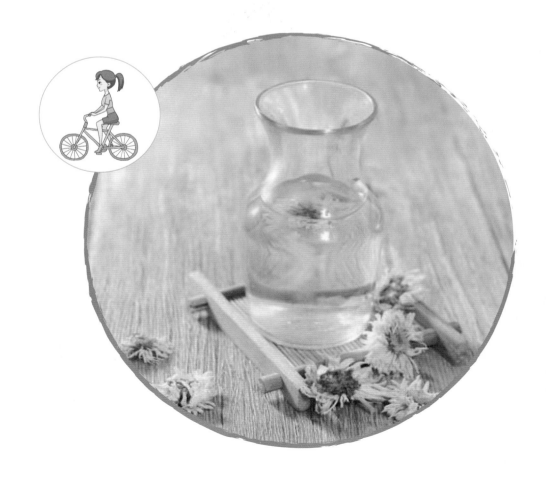

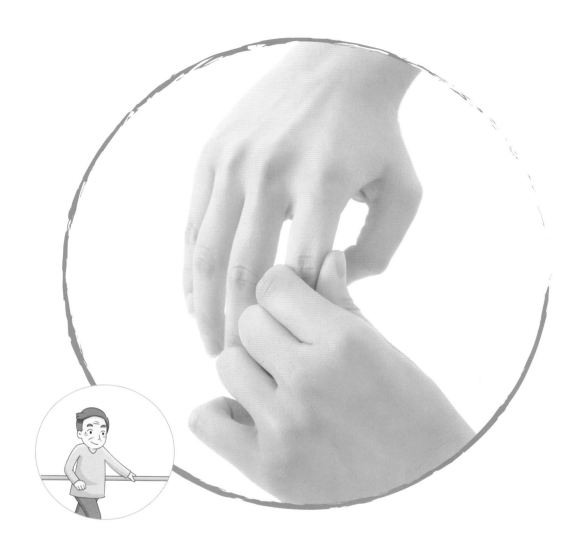

第六章
高血压特殊人群的日常调理方案 171

第一，儿童高血压患者的日常调理方案 172

第二，妊娠高血压患者的日常调理方案 174

第三，老年高血压患者的日常调理方案 176

第七章
高血压并发症的日常调理方法..................179

第一，高血压并发糖尿病的日常调养法 180

第二，高血压并发血脂异常的日常调养法 183

第三，高血压并发肾功能不全的日常调养法..................186

第四，高血压并发冠心病的日常调养法 189

第五，高血压并发痛风的日常调养法....................192

第六，高血压并发脑卒中的日常调养法 196

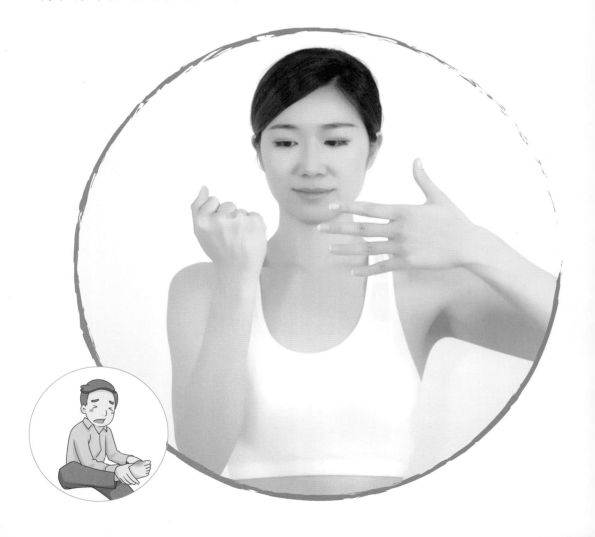

第一章

一时血压高就是高血压？
你知道如何确诊吗？

虽然高血压这个病非常普遍，但很多人并不清楚如何判断自己是不是患了高血压，以至于盲目治疗或耽误了治疗。针对这些情况，第一章中将给大家普及关于诊断高血压的相关知识，比如初次发现血压高要怎么做，如何就医、检查及确诊高血压，等等，帮助大家科学、准确地了解高血压，以维持身体健康。

第一，初次发现血压高，需要做什么

　　临床上，部分患者初次发现血压高是因为出现了一些不舒服的表现，比如头痛、头晕、耳鸣、脖子发硬等，测量血压时发现血压高了。但更多的患者平时并没什么症状，只是体检的时候或诊治其他一些疾病的时候才发现血压高。

　　当初次发现血压高了以后，估计很多人都会想："我是不是得了高血压？要不要去看医生，要不要吃点降压药？"其实，大家不必急着吃降压药或者就医，因为人体的血压并不是恒定不变的，它会受一些因素的影响而发生变化。

专家讲堂

正常的血压是多少

正常血压：收缩压＜120mmHg和舒张压＜80mmHg。

正常高值：收缩压120～139mmHg和舒张压80～89mmHg。

　　注：1mmHg≈133.32Pa。

季节：血压在冬季较高，在夏季较低。

睡眠：经常熬夜、失眠会影响血管舒缩而影响血压。

年龄：男性大于55岁，女性更年期后，血压会逐渐升高。

运动：运动过程中血压会升高，运动后则会降低。

昼夜：血压通常在晨起后升高，夜间下降。

高盐饮食：摄入钠过多，会导致血压升高。

影响人体血压变化的因素

家族史：父母患有高血压，则子女发生高血压的可能性增加。

酗酒：饮酒量与血压水平呈正相关，长期过量饮酒则容易患上高血压。

吸烟：烟草中的尼古丁能促使心跳加快，血管收缩，使血压升高。

情绪：工作压力大或精神紧张、愤怒，会使血压升高。

1.积极思考有无影响血压的问题存在

正因为血压会受到这么多因素的影响，所以，当初次发现血压高的时候，大家先不要着急吃降压药，也可以暂时不去医院。首先要做的应该是反思自己是否有引起血压升高的因素，比如是不是大量喝酒，有没有睡眠不足的情况，是不是工作上或生活上有什么事情导致了情绪的不稳定，或者是否正处于其他疾病的急性期，等等。

如果有这些因素出现，就要积极调整，让身体和精神都进行适当的休息和放松。一般情况下，如果是由于上述因素导致的一过性血压升高，在上述问题解决后血压可能恢复正常。

2.学会正确测量血压很重要

血压计的选择和测量血压的方法会直接影响血压测量结果的准确性。所以，如果是在家自己测量的血压，建议大家看看自己的血压计是不是准确，测量方法是不是正确。

选择合适的血压计

血压计种类	优 点	缺 点	使用建议
水银柱血压计	测量血压的准确度和可信度比较高	·水银可能会泄漏，存在重金属污染的风险； ·携带不方便	不建议家庭使用
上臂式电子血压计	方便，易学，测量结果比较准确	·市售产品质量参差不齐； ·需每年检测1次（与水银柱血压计的血压平均读数相差应＜5mmHg）	建议家庭使用
手腕式电子血压计	携带方便，适合出差、旅行时使用	·测量结果不够准确； ·价格较贵	建议家庭常规使用

正确测量血压的方法

上臂式电子血压计的测量方法

测量前30分钟

禁止喝酒、咖啡，不吸烟，不做剧烈运动，不要进食，排空大小便。

测量前5分钟

在温和舒适的环境中静坐休息，放松心情，避免焦虑、激动或紧张。

测量时

保证环境安静，自己也不要说话；取坐姿，双脚放平，背部挺直放松；上臂裸露或只穿较薄的衣物，绑上袖带；小臂平放在桌上，手心朝上。

测量1~2分钟后

重复测量，取2次读数的平均值，但若高压的2次读数相差＞5mmHg，则应再测量一次，取3次读数的平均值。

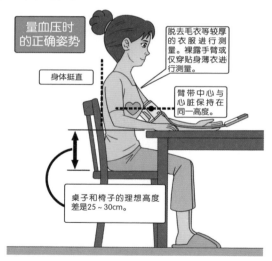

量血压时的正确姿势

脱去毛衣等较厚的衣服进行测量。裸露手臂或仅穿贴身薄衣进行测量。

身体挺直

臂带中心与心脏保持在同一高度。

桌子和椅子的理想高度差是25~30cm。

水银柱血压计测血压的方法

1.将听诊器放在肘窝肱动脉上。

2.快速充气，当桡动脉波动消失后继续加压30mmHg，然后以2~6mmHg/s的恒定速率慢慢放气。

3.听到第一声响时的数值就是收缩压，声音消失时的数值就是舒张压。

4.如果没听清第一声响或最后一声，则需要将袖带内的气体放尽，等水银柱刻度降至"0"后再重新测量。

如何诊断高血压

血压测量方法	释义	诊断标准
诊室血压	患者在医院就诊时测量的血压	收缩压≥140/90mmHg
动态血压	即使用动态血压监测仪测量患者在一昼夜24小时内，每间隔一定时间内的血压值	24小时平均血压值≥130/80mmHg 白天血压平均值≥135/85mmHg 夜间血压平均值≥120/70mmHg
家庭自测血压	即患者在家里自己用血压计测量的血压	收缩压≥135/85mmHg

对初次发现血压高的人来说，偶尔出现一次血压高并不能诊断为高血压，只有当你在未使用降压药物的情况下，在非同一天内，至少3次测量的血压值符合高血压的诊断标准时，才可诊断为高血压。

其实，对初诊高血压的患者来说，家庭自测血压更能反映患者真实生活状态下的血压。有些人见到医生血压就会升高，而在家中测量血压就正常。所以说，大家不能因为偶尔测得一次血压高了，就认为自己是高血压了，一定要经过规律地监测，才能进行诊断。

专家讲堂

什么是血压、收缩压、舒张压、脉压

简单来讲，血压就是血液在血管中流动时对血管壁所产生的压力。

心脏收缩时，血液就从心脏流进动脉内，这时血液对血管壁产生的压力最大，称为收缩压，也就是通常所说的高压；心脏舒张时，血液就从静脉返流回心脏，这时血液对血管壁产生的压力减小，称为舒张压，也称为低压。

脉压就是收缩压与舒张压之间的差值，随着年龄的增加，脉压也逐渐增大，正常脉压值为20～60mmHg。

第二，如果没有上述不利因素存在，建议进行家庭血压监测

反思过后，如果自己近期没有出现情绪激动、运动过度、过量饮酒、特别劳累、严重失眠等影响血压稳定的情况，但血压还是高了，建议大家可以次日再测量一次家庭血压。

家庭血压的测量方法

严格按照正确的血压测量方法，在每天上午 6 ~ 10 点、下午 4 ~ 8 点血压高峰时各测量 1 次，每次测量 2 ~ 3 遍，中间间隔 1 ~ 2 分钟，最后取平均值做好记录。

注意，这个记录一定要保存好，因为如果需要就医检查，这将是医生进行诊断和评价病情的一个重要依据。

家庭血压监测记录表

日期	时间	早			晚			平均值		
		高压	低压	心率	高压	低压	心率	高压	低压	心率

专家讲堂

如何保证家庭血压监测的准确性

1. 保证测量血压时的时间、部位、体位、血压计都要一致。
2. 严格按照正确的血压测量方法测量。
3. 定期检测血压计，以免因血压计本身的误差而影响测量的准确性。

第三，如果血压还是高，就要准备就医检查了

如果经过一段时间的调整或家庭血压监测，发现血压还是高，或者在这段时间内出现不适，就得及时去医院检查了。那么，血压高的人去医院都要检查什么项目呢？

1.检查前的准备

◎放松心情，最好到医院之后休息30分钟左右。

◎不喝酒、咖啡与浓茶。

◎检查前禁止吸烟。

2.就诊挂号

挂心血管内科，简称"心内科"。

注意啦！

一定不要自己随便买降压药吃，以免耽误病情，影响疾病的治疗。

3.检查项目

医生问诊，进行病史采集

在初次就诊的时候，医生一般会详细询问很多问题，了解相关情况。患者要根据实际情况来回答，这样才能让医生进行正确的判断，从而决定接下来的检查项目和治疗方法。

医生问诊时会询问的问题

1. 第一次发现血压高是什么时候？

2. 曾经出现过哪些不适的症状？现在是否还存在这些症状？

3. 经常测量血压吗？血压最高值是多少？

4. 在发现血压升高之后是否进行了药物治疗？曾经用过哪些药物？是否每天坚持服用这些药物？在服用药物之后血压控制的效果如何？

5. 服用降压药之后是否出现过不良反应？有哪些不良反应？当时用的什么药物？是否停药或者减量？

6. 有无高血压家族遗传病史？

7. 是否确诊过血脂异常、冠心病、糖尿病、慢性肾病、脑卒中等疾病？

8. 除了降压药物外，目前还在长期服用哪些药物（就诊时最好带上目前正在服用的各种药物的外包装，方便医生更清晰地了解患者的用药情况）？

9. 饮食是否规律？是否口重？是否喜食肥甘厚味？是否抽烟喝酒？

10. 生活是否有规律？是否经常熬夜或过度劳累？

11. 有没有运动健身的习惯？做什么运动？运动的时间和频率？运动后有无不适症状？

12. 是否打鼾？睡眠每晚几个小时？睡眠质量如何？

13. 最近是否经常出现紧张、焦虑、激动、愤怒等负面情绪？

全身的体格检查

仔细的体格检查有助于发现继发性高血压线索和靶器官损害情况。

	体格检查项目
检查项目	目　的
测量血压	患者先休息5分钟再开始测量血压，然后隔1~2分钟再重复测量，取2次测量结果的平均值
测体重和腰围	超重和肥胖是高血压发病的危险因素，监测并控制体重，对高血压及其并发症都有预防和控制作用
视　诊	观察有无库欣病面容、神经纤维瘤性皮肤斑、甲状腺功能亢进性突眼征或下肢水肿
触　诊	检查甲状腺有无增大；检查腹部有无肾脏增大或肿块
动脉听诊	检查四肢动脉搏动和神经系统体征，听诊颈动脉、胸主动脉、腹部动脉和股动脉有无杂音
全面的心肺检查	医生通过视诊、听诊、触诊、叩诊等检查方法，对心脏和肺部进行全面的检查，看心肺有无异常

实验室检查

检查项目	目 的
血常规	反映患者总体健康状况
空腹血糖	明确是否并发糖尿病、糖尿病前期、代谢综合征等，以便指导患者用药
血 脂	诊断患者是否血脂异常，血脂升高则不利于血压的控制
血清钾	低钾表示食物中钾过低，用排钾利尿剂不当，或者可能有醛固酮增多症
凝血功能	判断患者的凝血功能有无异常，以便发现其他疾病及指导患者用药
血清尿酸	血压与血尿酸水平呈正相关，此项检查可判断患者是否并发高尿酸血症
肾功能	评估高血压导致的肾脏损害，为医生指导患者用药提供依据
肝功能	评价患者肝脏功能，可以指导医生为患者选择合适的药物
尿常规	反映肾脏功能，早期发现潜在的肾脏功能损害
尿微量白蛋白	评估高血压所致肾损害，判断患者是否并发其他疾病，并指导用药
心电图	对患者的心脏情况进行初步评估，看有无心律失常，并早期发现心肌肥厚或心肌缺血征象
超声心电图	准确检测患者心脏形态和功能有无改变
胸部X线	明确心脏及大血管受累程度，了解肺血情况，肺血情况可以反映早期心脏功能衰竭
眼底检查	观察眼底血管病变，借此推断全身小动脉病变的损伤程度
颈动脉（和股动脉）超声	颈动脉内膜厚度可以预测动脉硬化，以此来判断患者全身动脉粥样硬化的程度，以便采取适当的治疗方法
C-反应蛋白	是动脉硬化的预测因子

专家讲堂

做尿常规检查时，如何留取尿液标本

　　建议患者留取早晨起来第1次小便的中段尿，即在排尿的过程中，保持尿线不断，取中间一段尿液，这样可以先冲走尿道口附近可能会污染样本的细菌。如果是女性患者，可先清洗外阴后再留尿。

第四，初诊高血压时，如果条件允许可进行 24 小时动态血压监测

对初诊高血压的患者，特别是一些情况特殊的高血压患者，通常建议他们做24小时动态血压监测，这样可以去除偶测血压的偶然性，也可以避免那些会影响血压波动的因素干扰，能更客观真实地反映患者的血压状态，为正确诊断及合理用药提供正确的指导。

1.哪些高血压患者需要进行动态血压监测

1.诊室血压与患者家庭自测血压差距较大的。

2.顽固性高血压，主要是患者经过一段时间的生活方式干预和降压药治疗后，血压依然控制不良、血压波动大的患者。

3.发作性高血压，也称为一过性高血压，患者平时血压正常或只有轻微升高，却突然出现明显的血压升高的现象。

4.隐蔽性高血压，这类患者到医院测量诊室血压并不高，但回到家里测血压就高于正常水平。这类患者很容易漏诊，心血管发病概率要比普通高血压的发病概率高一些。

5.同时存在心肌缺血的高血压患者，通过动态血压监测可了解心肌缺血与血压变化有无关系。

注意啦！

这三类患者不宜进行动态血压监测：
1.需要安静和休息的患者。
2.有血液系统疾病、严重皮肤病、血管疾病、传染性疾病急性期和发热的患者。
3.严重心律不齐、心房颤动的患者。

2.动态血压的监测方法

1.将袖带固定在患者裸露的左上臂上，袖带下缘距肘窝2.5厘米；将压力管连接到监测仪上，再把监测仪挂在腰间。

2.早上6点到晚上10点，为白天血压，间隔15或20分钟测量1次；晚上10点到次日早上6点，为夜间血压，间隔30分钟测量1次。

3.在医院里戴好之后就可以回家了，照常工作和生活即可，等过24小时后再去医院，让医生给取下来就可以了。

3.动态血压的诊断标准

目前，动态血压的诊断标准为：24小时平均血压值＜130/80mmHg，白天血压平均值＜135/85mmHg，夜间血压平均值＜120/70mmHg，夜间血压值较白天低10%～20%，则认为血压是正常的。

动态血压监测设备会把24小时每次测量的血压值连接起来，形成动态血压曲线，可以反映出患者24小时的昼夜血压节律，主要有四种类型：

◎杓型血压：即正常人的动态血压曲线形态，呈双峰一谷的长柄勺形状，早上6～10点和下午4～8点血压较高，形成两个峰，夜间血压最低，为低谷，夜间平均血压下降在10%～20%之间。

◎非杓型血压：指患者夜间血压没有下降或下降幅度与日间血压均值相差＜10%，多是单纯夜间高血压。

◎超杓型血压：夜间血压显著降低，与日间血压均值相差≥20%。

◎反杓型血压：如果夜间血压高于日间血压，则有可能是反杓型血压。

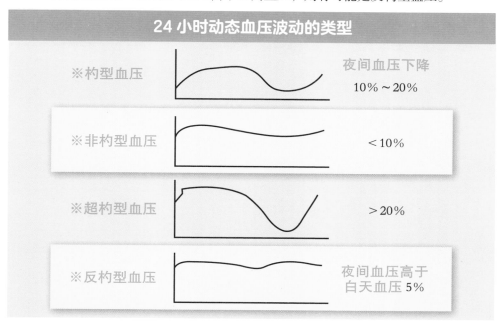

24 小时动态血压波动的类型

第五，再次就医，由医生评估检查结果

当所有检查做完，检查结果出来之后，患者需要再次就医，医生会对患者的高血压情况进行诊断性评估，主要包括以下几方面：

1.患者血压升高的水平

医学上将血压分为正常、正常高值和高血压三种，又将高血压按照血压水平分为1级、2级、3级，大家也可以理解为轻度、中度和重度高血压（具体划分范围见下表）。医生会根据患者血压监测的结果，来确定其血压究竟有多高了，以此来调整用药。

血压水平的定义和分类		
分类	收缩压（mmHg）	舒张压（mmHg）
正常血压	<120	<80
正常高值	120~139	80~89
高血压	≥140	≥90
1级高血压（轻度）	140~159	90~99
2级高血压（中度）	160~179	100~109
3级高血压（重度）	≥180	≥110
单纯收缩期高血压	≥140	<90
备注：当收缩压和舒张压分属于不同级别时，以较高的分级为准。		

上表资料来源：《中国高血压防治指南 2018 年修订版》

2.高血压的病因

医生会根据检查结果，来判断患者高血压的病因，从而采取适宜的治疗办法。临床上，高血压主要分为原发性高血压和继发性高血压两类：

高血压分类	定义	占比	危险因素或病因	治疗效果
原发性高血压	找不到明确病因的高血压	90%以上	遗传、肥胖、高盐饮食、过量饮酒、精神紧张或压力大等	不能根治，需要长期改善不良生活方式和药物治疗
继发性高血压	由某些确定的疾病和原因引起的血压升高，也称为症状性高血压	5%~10%	慢性肾脏疾病和肾血管疾病、主动脉缩窄、睡眠呼吸暂停综合征、内分泌疾病、药物影响等	查出病因并有效去除或控制病因后，可治愈

3.有无其他心血管危险因素

通过检查结果，医生可以了解患者有没有其他导致心血管疾病的危险因素，比如心血管病家族史、吸烟史、血脂异常、年龄、肥胖、缺少运动、高脂高钠低钾饮食、精神紧张及高血压并发症等，以此来评估患者未来患心血管疾病的风险水平，指导患者调整生活方式、用药及治疗。

高血压患者的心血管风险分层				
有无其他心血管危险因素和病史	高血压分级			
	收缩压130~139mmHg和舒张压85~89mmHg	1级高血压（轻度）	2级高血压（中度）	3级高血压（重度）
无		低危	中危	高危
1~2个其他危险因素	低危	中危	中/高危	高危
≥3个其他危险因素，靶器官损害，或慢性肾病3期，无并发症的糖尿病	中/高危	高危	高危	高危
临床并发症，或慢性肾病≥4期，有并发症的糖尿病	高危	高危	高危	高危

第六，确诊高血压后，我们应该怎么做

当最终确诊高血压后，很多人心里就慌了，特别是得知高血压会引起这么多靶器官损害，需要长期服药时，更是担心。这种情况在门诊时经常见到，患者会担心用药停不下来，担心得冠心病等。其实，大家不必担心，既然已经得了高血压，那就要正视它，只要遵医嘱去做，保持血压稳定，就可以尽可能避免心脑血管并发症的出现。

1.遵医嘱用药

确诊高血压后，需要开始药物治疗的患者，一定要严格遵医嘱用药，不能擅自更换药物、调整用药剂量或停药。如果服药 2 ~ 4 周后，血压控制依然不理想、波动大，或者服药 1 ~ 2 周后血压没有任何变化，应及时就诊，由医生根据血压情况调整用药。

2.定期监测血压

初诊高血压的患者，在治疗初期建议进行规律的家庭血压监测，以判断降压疗效。如果降压效果良好，可每周测量 1 次；若血压控制不好的患者，则需要每天早晚测量血压。另外，在季节交替时血压波动较大，建议患者每天规律监测血压，以便及时调整用药。

3.定期复诊

高血压患者定期复诊非常重要，最好选择固定医院和医生，医生会根据患者的血压情况对用药剂量、种类给予相应的调整。当血压达标后，可每 3 ~ 6 个月复诊一次，患者若有靶器官损害或临床心血管疾病，应增加复诊的频率。

4.改变不良的生活方式

高血压患者可以通过改善生活方式来帮助稳定血压，比如控制体重、减少盐和脂肪的摄入、戒烟、戒酒、适当运动、保持情绪稳定等。有些轻症的高血压患者改善生活方式数周后，血压就能得到有效控制，但需要长期坚持。

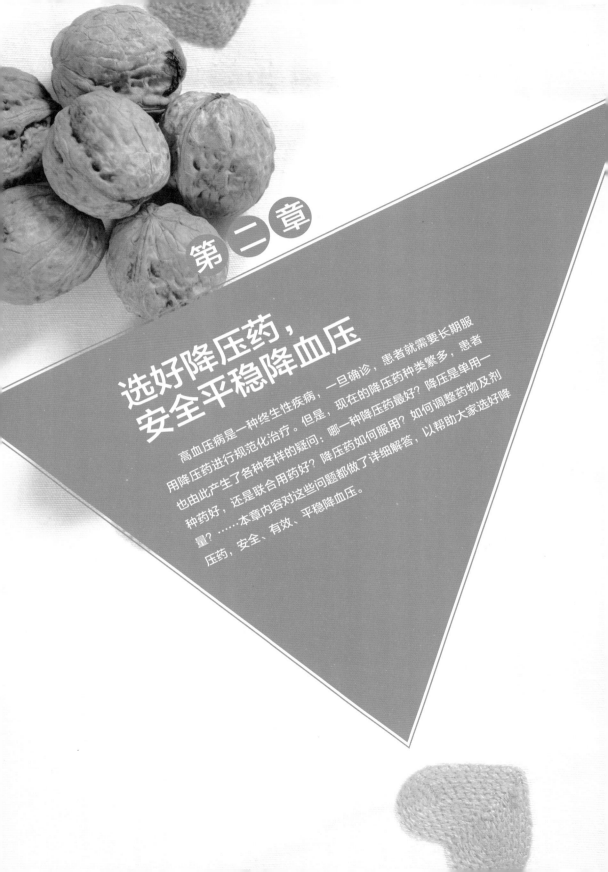

第二章

选好降压药，
安全平稳降血压

高血压病是一种终生性疾病，一旦确诊，患者就需要长期服用降压药进行规范化治疗。但是，现在的降压药种类繁多，患者也由此产生了各种各样的疑问：哪一种降压药最好？降压是单用一种药好，还是联合用药好？降压药如何服用？如何调整药物及剂量？……本章内容对这些问题都做了详细解答，以帮助大家选好降压药，安全、有效、平稳降血压。

第一，常用的降压药物有哪几类

1.常用五大类降压药的特点及适应症

门诊时，经常有患者询问："大夫，我邻居吃××降压药效果挺好的，我能不能也换那种药？"治疗高血压药物的选择，要看患者的实际情况。目前，临床上常用的降压药主要有五大类（如下表），以及由这五类药物组成的固定复方制剂，它们都可用于高血压患者初始和维持用药的选择。但是，每类药物的特点、适应症等都不尽相同，这就需要根据患者的高血压诊断评估情况来进行选择了。所以，建议大家不要盲目选择、服用降压药物，应该遵照医嘱，根据自身情况选择适合自己的药物。

常用降压药物种类、适应症和禁忌症

降压药的种类	特点	常用药物	适应症	不良反应及禁忌
钙通道阻滞剂（CCB）	对老年高血压患者效果最佳，特别是收缩压下降明显，且不影响血脂和血糖的代谢，无绝对禁忌症	"地平"类降压药，如硝苯地平、尼群地平、氨氯地平、非洛地平、拉西地平、贝尼地平等	老年高血压、单纯收缩期高血压、高血压并发周围血管病、稳定型心绞痛、颈动脉粥样硬化、冠状动脉粥样硬化	有心跳加快、面部潮红、头痛、脚踝部水肿、牙龈增生等不良反应；主动脉瓣狭窄或肥厚梗阻性心肌病、心力衰竭、急性心肌梗死的患者慎重使用
血管紧张素转化酶抑制剂（ACEI）	降压效果明确、安全，具有良好的心脏、肾脏、血管等器官的保护作用，不影响血脂、血糖的代谢	"普利"类降压药，如卡托普利、依那普利、贝那普利、培哚普利、福辛普利、雷米普利、咪达普利等	高血压并发心力衰竭、冠心病、左室肥厚、左心室功能不全、心房颤动预防、颈动脉粥样硬化、非糖尿病肾病、糖尿病肾病、蛋白尿/微量白蛋白尿、代谢综合征	有咽痒干咳、低血压、高血钾等不良反应；双侧肾动脉狭窄、高钾血症、过敏等患者及孕妇禁用

降压药的种类	特点	常用药物	适应症	不良反应及禁忌
血管紧张素Ⅱ受体阻滞剂（ARB）	降压效果明确、稳定，且不良反应最少	"沙坦"类降压药，如氯沙坦、厄贝沙坦、替米沙坦、缬沙坦、坎地沙坦、奥美沙坦等	高血压并发糖尿病肾病、蛋白尿/微量白蛋白尿、冠心病、心力衰竭、左心室肥厚、心房颤动预防、ACEI引起的咳嗽、代谢综合征	不良反应少见、轻微、短暂；双侧肾动脉狭窄、高钾血症患者及孕妇禁用
利尿剂	降压作用缓和，对老年人和高盐摄入的盐敏感性高血压效果尤佳	氢氯噻嗪、吲达帕胺、呋塞米、托拉塞米、阿米洛利、氨苯蝶啶、螺内酯等	老年高血压、高龄老年高血压、单纯收缩期高血压、高血压并发心力衰竭、轻中度肾功能不全	对电解质、尿酸、血糖、血脂的代谢有影响；并发痛风、严重肾功能不全、低钾血症、室性心律失常的高血压患者禁用
β受体阻滞剂	既降低血压，又能减慢心率；降压作用较弱	"洛尔"类降压药，如美托洛尔、比索洛尔、卡维地洛、阿替洛尔、拉贝洛尔等	高血压并发心绞痛、心肌梗死后、快速性心律失常、慢性心力衰竭	可能有血管平滑肌痉挛、失眠、代谢紊乱等不良反应；心率过慢，存在心脏传导障碍、哮喘、慢性阻塞性肺病、重度抑郁、严重周围血管病的高血压患者禁用

2.短、中、长效降压药物的特点及使用

除了按作用机制分类，降压药还可以根据药物在血液中维持有效作用的时间，分为短效降压药、中效降压药、长效降压药三类。

降压药的类型	降压作用维持的时间	特 点	服用次数	常用药物
短效降压药	5~8小时	起效快，维持作用时间短，特别是在血压突然升高时，可作为急救药使用	每天服用3次	硝苯地平、卡托普利
中效降压药	10~12小时	维持作用时间较长，起效较缓慢	每天服用2次	硝苯地平缓释片、依那普利、美托洛尔、尼群地平等
长效降压药	24小时以上	维持作用时间最长，但起效慢，一般需4~7天才可达到稳定的降压效果	每天服用1次，固定时间，多于晨起服用	硝苯地平控释片、氨氯地平、培哚普利、氯沙坦、贝那普利、福辛普利等

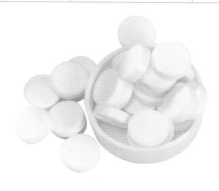

第二，你要知道的高血压药物治疗原则

1.高血压前期干预治疗

《中国高血压防治指南》（2018年修订版）中把收缩压在120～139mmHg和/或舒张压在80～89mmHg定为"正常高值血压"，也称为"高血压前期"。每个高血压患者从正常血压发展到高血压的过程中都有一个时间不短的高血压前期。对这部分患者是不建议启动降压治疗的，通常会建议他们先改变生活方式，比如低脂低盐饮食、戒烟酒、坚持锻炼、控制体重、稳定情绪等，并控制好血糖、血脂等危险因素。经过一段时间的干预治疗，部分高血压前期的患者通常就不会发展成高血压。只有在改善生活方式数周后，血压依然持续升高时，才考虑开始降压治疗。

注意啦!

如果高血压前期并发3个以上危险因素、1个靶器官损害、糖尿病、代谢综合征之一者，则需开始降压治疗了。

2.血压要达标

血压达标是临床上的一个专业术语，常用来判断高血压患者的血压控制情况。注意，血压达标可不等于血压在正常范围内，通常根据病情、年龄的不同，降压的目标值也有所不同，详见下表：

高血压患者分类		降压目标
一般高血压患者		<140/90mmHg，若能耐受或部分高危的患者可进一步降至<130/80mmHg
老年高血压	65~79岁	<150/90mmHg，若能耐受，可进一步降至<140/90mmHg
	≥80岁	<150/90mmHg

高血压患者分类		降压目标
并发脑血管病患者	病情稳定者	＜140/90mmHg
	急性缺血性卒中准备溶栓者	＜180/110mmHg
并发糖尿病患者	一般糖尿病患者	＜130/80mmHg
	老年人、冠心病患者	＜140/90mmHg
慢性肾脏病患者	无蛋白尿	＜140/90mmHg
	有蛋白尿	＜130/80mmHg
妊娠高血压患者		＜150/100mmHg
并发冠心病患者		＜140/90mmHg，如能耐受可降至＜130/80mmHg
心力衰竭患者		＜140/90mmHg

🩺 3.降压要平稳

有些患者在服药一周后血压还没降到目标水平，就着急了，打电话给医生，问为什么降得这么慢，是不是需要加大药量？这种情况并不是血压降得慢，而是平稳地降压。因为除了高血压急症外，降压的速度都不能过快，降压幅度也不宜过大，否则患者会出现头痛、头晕、心慌等症状，还很可能会导致靶器官损伤。所以，医生在开药的时候，会首选作用温和的长效或缓释制剂，只要在数周至数月内将血压降至目标水平就可以了。

🩺 4.坚持长期甚至终身服药

高血压是一种终身性的疾病，一旦开始药物治疗，就需要长期坚持，甚至终身都要服药，以使血压控制在目标范围内，减少或避免心脑血管不良事件的发生。

🩺 5.个体化治疗

所谓个体化治疗，就是医生给出的治疗方法要符合患者的实际情况，比如年龄、血压水平、药物的疗效、对药物的耐受性，以及患者的个人意愿、长期服药的经济承受能力等，以此来决定应用哪种降压药物，开始服用药物的剂量，以及剂量的调整等，从而进行有针对性地治疗。不能所有患者都"一刀切"，那样通常是达不到理想的降压效果的。

🩺 6.治疗方法尽量简便

对高血压患者来说，药物治疗的方法越简便越好，这样利于长期坚持。所以，我们医生通常都会建议患者优先使用 24 小时的长效降压药物，只要每天按时口服 1 片，就可以有效控制 24 小时的血压，避免多次服药造成血压忽高忽低的情况，能有效预防心脑血管并发症的发生。而且每天服1次药也不容易忘记，可以避免漏服，即使偶尔漏服，血压也不至于波动过大。

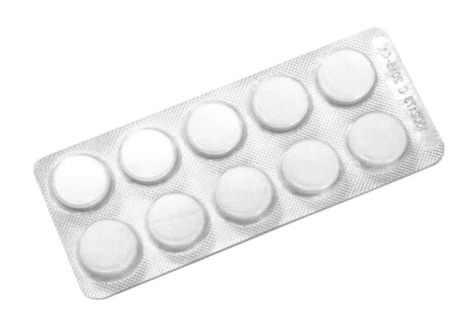

第三，单一用药 VS 联合用药，哪个好

这个问题在门诊中经常遇到，也有些患者不理解："为什么我一开始就要吃两种降压药，只吃一种药不行吗？"这里要先说明一下，对初诊高血压患者来说，前面讲的降压药物都可以作为初始降压药物，选哪种最好，关键是看患者的具体情况。至于是单一用药还是联合用药，要根据患者的血压水平和心血管病的风险来确定。

1.单一用药VS联合用药

单一用药

适用于1级高血压、血压轻度升高且总体心血管危险性较低的患者。

VS

联合用药

适用于2级高血压及以上者；单一药物血压不能达标者；并发心、脑、肾、血管等靶器官损害的高血压患者。

所以说，并不是所有的高血压患者都必须联合用药，单一用药的患者，只要血压有效达标，并不需要另外再增加降压药。比如有个患者，是家族遗传的高血压，他一直服用的是硝苯地平控释片（拜新同），每天早上7时吃一片，血压一直都控制得很好，像这种情况，就不需要联合用药了。但是，如果患者服用单一药物治疗不能有效控制血压，增加剂量又会加重不良反应的情况下，就应开始考虑使用两种或两种以上的降压药物进行联合治疗了。

🔖 2.联合用药需遵循的原则

虽然联合用药优势明显，但是在药物的具体搭配使用时，还是需要遵循一些原则，不能随意搭配。

1.联合应用的药物在药理作用上要互补，避免使用降压原理相似的药物。

2.联合应用的药物加在一起，要能发挥药物之间的相加作用或协同作用。

3.联合应用的药物要能相互抵消或减低各自的不良反应，以加强对靶器官的保护，防止并发症的发生。

4.尽量选择长效药物进行联合治疗，这样既可保证降压效果，又能减少服药次数，提高患者的依从性。

5.从小剂量开始联合治疗，逐步探索、调整至最佳剂量。

6.药物选择时，优先选择单片复方制剂。

举例来说：钙离子拮抗剂（CCB）与血管紧张素转化酶抑制剂（ACEI）或血管紧张素受体阻滞剂（ARB）的搭配是目前常用的联合治疗方案，为什么呢？CCB主要是通过扩张动脉血管来达到降压作用，却可能引起心跳加快、面部潮红、头痛、脚踝水肿等不良反应。而ACEI和ARB则是通过抑制肾素-血管紧张素系统来达到降压目的，且在扩张动脉的同时还能扩张静脉。因此，二者药理作用不同，在联合应用时作用互补，能加强降压效果，同时还能减弱CCB引起的不良反应，保护心、脑、肾等脏器的功能。所以，这种联合用药是目前临床上优选的治疗方案。

关于药物使用剂量的问题，在开始联合治疗后，起步阶段可以从小剂量开始，然后根据血压的控制情况逐步调整药量，这样做的目的就是为了避免单一药物剂量过大而引起药物的不良反应。

专家讲堂

什么是单片复方制剂

单片复方制剂是由不同作用机制的两种或两种以上的降压药组成的复方降压药物，使用更为方便，通常一天一片即可，能够提高患者长期服药的依从性，可用于2、3级高血压的初始治疗，但是在使用时要注意其相应组成成分的禁忌证或可能的不良反应。

第四，如何正确服用降压药物

在根据自身情况选择了适合的降压药后，了解如何正确地服用药物也是非常重要的。如果服用时间、服用方法等不正确，不仅会影响降压效果，还可能产生不良后果。

1.首先要遵医嘱用药

这一点对高血压患者来说非常重要。该不该用药，用哪种药，用量多少，等等，都应该听从医嘱。一旦确定了治疗方案，就必须在医生的指导下，长期遵医嘱坚持按时服用，千万不要自己随意更改，否则造成血压波动，对靶器官的危害非常大。

2.所有患者都需要从小剂量开始服用降压药物吗

降压药物的使用剂量是医生根据患者的血压水平和每种降压药物的降压疗效来选择的，不一定所有人都需要从小剂量开始服用。但对于老年人尤其高龄老人来说，开始药物治疗后，不论应用哪种降压药物都需要从小剂量开始服用，再根据血压控制情况，调整剂量或增加药物种类。这样做的主要目的是使血压不会出现快速下降的情况，即可避免血压过度波动带来的不适，也可避免血压过低或下降过快导致器官缺血。同时小剂量起始治疗也可以尽量降低药物不良反应的发生。

3.清晨清醒后或遵医嘱服用

"降压药，什么时候服用最好？"这个问题是高血压患者非常关心的，也是门诊的时候患者咨询最多的问题之一。

正常情况下，上午6~10时和下午4~6时，血压有两次高峰，控制这两个时间段的血压非常重要。而药物的作用通常是在服用半小时后出现，2~3小时达到高峰，所以，对大多数高血压患者来说，服药时间一定要安排在血压高峰到来之前的1~2小时。

药物种类	次 数	建议服药时间
长效降压药	每天1次	在清晨起床清醒后空腹服用,一般在早上7时
中效降压药	每天2次	早上6~7时和下午4~5时各服用1次
短效降压药	每天3次	不建议长期服用,如需服用:早上6~7时、下午1~2时、晚上7时前各服用1次

但是,也有个别患者情况比较特殊,比如部分高血压患者,晚间及夜间血压升高明显,或者同时伴随清晨血压的升高,像这种情况就需要在晚饭后睡觉前服药。所以,对这些血压生理节律不正常的患者,具体什么时间服药,一定要遵医嘱。

4.服降压药物应注意什么

1.仔细阅读药品说明书,注意生产厂家、药品名、剂型、用法、药品的有效期等。

2.服药的同时注意监测血压,以便于观察药物的降压效果。

3.不能凭感觉服药,更不能自行加大药量或换药、停药。

4.如果降压效果好,没有不良反应,应长期坚持,规律、按时服药。

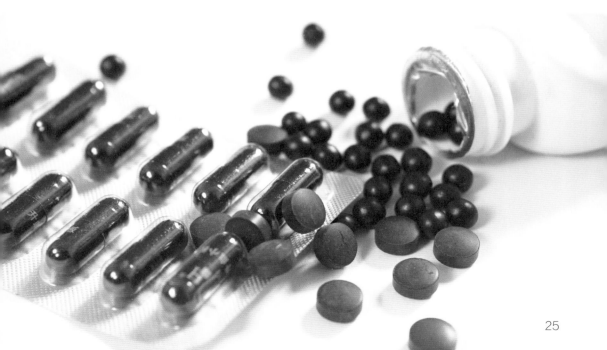

第五，血压波动大时如何调整药物

在降压治疗的过程中，有些患者的血压控制得不好，血压波动比较大，这时候可能就需要调整药物了，怎么调呢？

1.先找找引起血压波动的原因

前面讲过了，影响血压稳定的因素有很多，所以，当血压波动大的时候，先找找这些原因，比如情绪是不是稳定、睡眠好不好、有没有劳累，或者有没有服用一些会导致血压升高的药物，比如激素、非甾体类抗炎药、口服避孕药等。如果有，及时调整；如果没有，就可能是降压药的剂量不够或服药次数不足造成的了。

2.需要调药时，应先进行家庭血压监测

药物的调整要根据患者最近一段时间的血压波动情况、血压水平来进行，而不是偶尔一次的血压值，所以，在调整药物之前要进行一周左右的家庭血压监测，做好记录，就诊时拿给医生看，作为调药的依据。

3.遵医嘱缓慢调整药量

调整药量时，不论是增加剂量，还是减小剂量，每次调整的剂量都要小，慢慢地调，以保证平稳降压。在调整剂量的同时要监测血压，随时掌握血压的控制情况。一般血压在160/100mmHg以下时，可2~4周调整一次，逐渐调整至合适的药量。

注意啦！

如果血压超过了180/110mmHg或低于100/60mmHg时，应及时就医，以免发生危险。

4.血压突然升高时应快速降压

如果血压在短时间显著升高，超过200/120mmHg时，应立即安静卧床休息，并口服卡托普利（12.5毫克）或硝苯地平（5毫克），监控血压。如果血压仍居高不下，需及时送医，经静脉使用降压药物。

第六，高血压用药的常见问题解答

1.无症状的高血压患者需要服用降压药吗

无症状不等于高血压对器官没有损害，如果血压长期升高，同样会出现心、脑、肾等器官的并发症。所以，无症状的高血压患者也应定期测量血压，接受药物治疗，避免或延缓并发症的出现。

2.高血压药物要服用多长时间

一些轻症的高血压患者，没有危险因素，通过改善生活方式可以将血压维持在140/90mmHg以下，就无需长期用药，但要注意监测血压。

不能通过改变生活方式控制血压的原发性高血压患者，在开始药物治疗后，通常都需要终身服药。

如果是继发性高血压，当除去病因后，血压不再升高了，就不需要再服降压药了。

3.服药几天血压没降到理想水平需要调整用药吗

不需要。因为药物治疗要坚持平稳降压的原则，而药物起效需要一定的时间，特别是长效药物，达到稳定的血药浓度通常都需要1~2周的时间。所以，大家不要着急，如果服药1~2周后血压水平仍不理想，可根据血压情况调整用药，只要在数周至数月内使血压达标就可以了。

4.长期服用降压药对身体有害吗

确切地说，每种降压药物都会有一定的不良反应，但服药带来的益处往往明显大于不良反应。因此，长期服用降压药物是对心、脑、肾、血管等器官的保护，而不是损害。现在应用的降压药物也在不断地更新换代，多数不良反应都是比较轻的，而且大多发生在药物治疗的初始阶段，如果服药初期没有不良反应的出现，通常在此后的长期服药过程中也不会出现。一旦出现不良反应而且比较明显的话，就需要咨询医生调整药物了。

5.降压药漏服一次怎么办

高血压患者一旦开始药物治疗，就必须长期服药了，这就难免会出现漏服药物的情况。一旦发现漏服了，需不需要立即补服呢？这需要视具体情况而定。

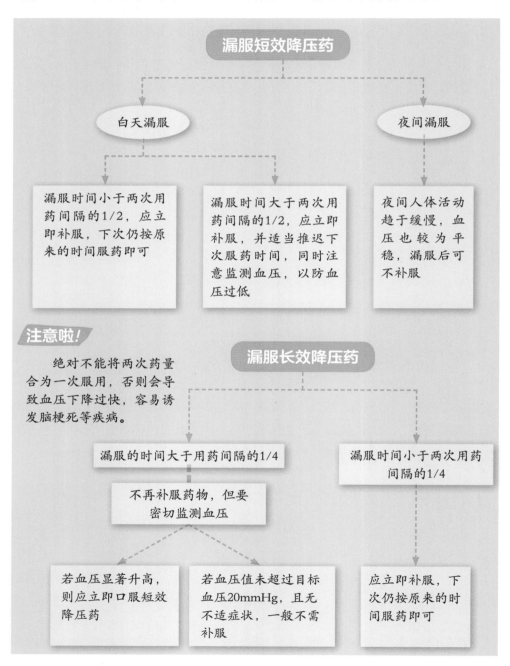

漏服短效降压药

白天漏服

夜间漏服

漏服时间小于两次用药间隔的1/2，应立即补服，下次仍按原来的时间服药即可

漏服时间大于两次用药间隔的1/2，应立即补服，并适当推迟下次服药时间，同时注意监测血压，以防血压过低

夜间人体活动趋于缓慢，血压也较为平稳，漏服后可不补服

注意啦！

绝对不能将两次药量合为一次服用，否则会导致血压下降过快，容易诱发脑梗死等疾病。

漏服长效降压药

漏服的时间大于用药间隔的1/4

漏服时间小于两次用药间隔的1/4

不再补服药物，但要密切监测血压

若血压显著升高，则应立即口服短效降压药

若血压值未超过目标血压20mmHg，且无不适症状，一般不需补服

应立即补服，下次仍按原来的时间服药即可

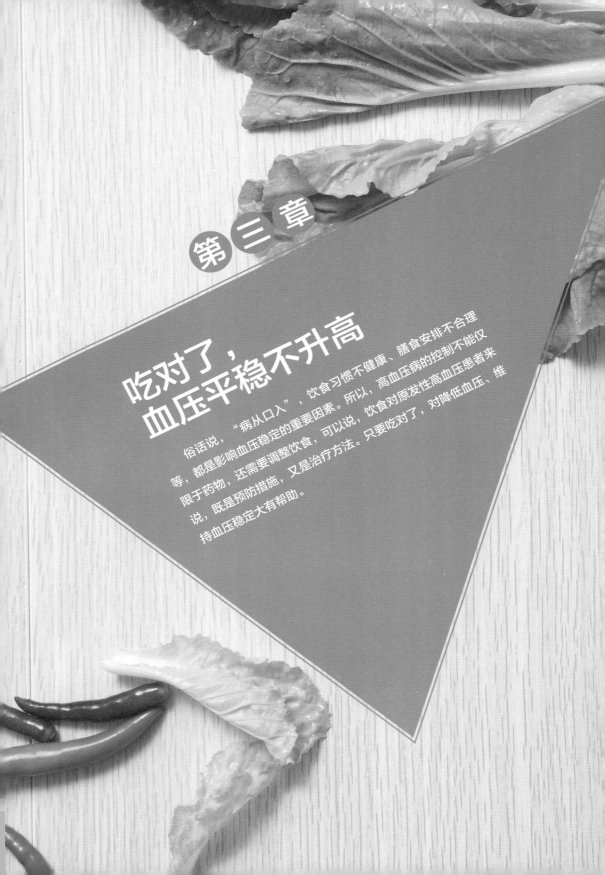

第三章

吃对了，
血压平稳不升高

俗话说，"病从口入"，饮食习惯不健康、膳食安排不合理等，都是影响血压稳定的重要因素。所以，高血压病的控制不能仅限于药物，还需要调整饮食，可以说，饮食对原发性高血压患者来说，既是预防措施，又是治疗方法。只要吃对了，对降低血压、维持血压稳定大有帮助。

第一，反思自己有哪些
不利于血压稳定的饮食习惯

在门诊进行病史采集时，常会发现很多高血压患者都有一些不良的饮食习惯，这些坏习惯对血压的稳定影响很大，还会影响药物治疗的效果。所以，当你确诊了高血压后，一定要先反思自己有什么不利于血压稳定的饮食习惯。

1.吃得太咸

很多高血压患者都有口重的毛病，而长期摄入过量的盐，对健康的影响是很大的，最主要的表现是在血压方面。研究显示，平均每天摄盐量每增加1克，平均血压会升高2mmHg，低压上升1.7mmHg。尤其是60岁以上或有家族性高血压的人，对食盐的摄入量更为敏感，吃盐越多，血压升高越明显，发生心脑血管意外的概率越大。

高盐饮食是国际上公认的高血压的危险因素

2.吃得太油腻

这也是高血压人群中普遍的一个饮食习惯，觉得做菜时多放油味道更香，还有些人喜欢吃肥肉，觉得瘦肉不香。这类人在享受美味的同时，也摄入了大量的脂肪和热量，而这两者造成的肥胖正是高血压病的危险因素，且不利于血压的控制，同时也大大增加了动脉粥样硬化和冠心病的患病风险。

3.主食、甜食吃得多

有些高血压患者，特别是老年人，肠胃功能不好，吃主食比较多。还有些人喜欢在炒菜时放糖，或者饭后吃些甜点、零食或喝一些含糖饮料。不论主食还是甜食中，都含有大量的糖。而大量的糖进入体内不能被完全消耗，就会转化为脂肪贮存。这些过多的脂肪一方面会导致身体发胖，血压升高；另一方面，随之而来的高脂血症可造成胆固醇沉积在血管壁上，导致动脉硬化，加重高血压的症状。

4.蔬果吃得少

这种情况在老年男性高血压患者中最为常见，不爱吃蔬菜，水果也吃得很少，甚至一点不吃。这种饮食习惯是很不健康的，要知道，新鲜蔬果中含有大量的维生素、矿物质尤其是钾离子以及膳食纤维，这些营养物质对维持血压稳定、改善体质都是很有帮助的。

5.钙、钾等矿物质摄入少

钙和钾都是维持血压稳定的不可或缺的重要矿物质，主要存在于奶类、豆类、蔬果类中，如果这些食物吃得少，就会导致钙、钾等矿物质摄入过少，而引起血压波动。

6.喜欢吃细粮，不喜欢吃粗粮

很多人觉得粗粮口感粗糙、不好吃，也不好消化，觉得精米、白面更好吃、更有营养。其实恰恰相反，经过精加工的米面，损失了大量的膳食纤维、维生素和矿物质，营养价值降低了很多。可以说，加工精度越高，营养损失越多，当摄入过多时，就容易诱发肥胖、高血压、糖尿病等慢性疾病。

7.饮食不规律

很多高血压患者都存在饮食不规律的问题，比如早餐吃得晚或不吃，晚餐吃得过多等，这样饥一顿、饱一顿的对肠胃非常不好，尤其晚餐吃得太好、太饱，多余的能量就会转化成脂肪，堆积在体内，诱发高血压、高脂血症、糖尿病、冠心病、肥胖等多种疾病。

第二，养成良好的饮食习惯

⑰ 1.饮食有规律，不暴饮暴食

"饮食一定要有规律"，但到底怎么吃才算有规律呢？其实，就四个字：定时、定量。千万不能等特别饿的时候再大吃一顿，暴饮暴食，这样会加重消化系统的负担，引起血脂、血糖的波动。

⑰ 2.定时：两餐之间应间隔4~6小时

人体的消化系统是有消化规律的，到了早、中、晚这三个时间段里，人体的消化酶特别活跃，所以，到时间就应该吃饭。一般情况下，一餐的混合食物在胃里停留的时间大概是4~5小时，因此，两餐之间的间隔以4~6小时为宜。

⑰ 3.定量：每餐吃七分饱即可

这句话也是我们经常对患者说的，但到底七分饱是什么样的感觉，很多人不知道，所以我在这里做了一个表格，供大家参考，吃饭的时候可以自己感觉一下，习惯了之后就能控制饭量了。

饱腹程度	自我感觉
一分饱	肚子饿得非常难受，感觉头晕、恶心、心慌
二分饱	肚子饿，很想吃东西
三分饱	肚子叫，有空腹感但不是很难受
四分饱	有轻微的饱腹感
五分饱	不太饱，感觉还能吃下很多
六分饱	有点儿饱了，感觉可以再吃一点
七分饱	吃饱了，感觉再吃一点儿胃里就会满满的

饱腹程度	自我感觉
八分饱	吃得有点多，感觉胃里满满的
九分饱	吃多了，感觉胃有点不舒服了
十分饱	再也不能吃下任何东西了，感觉胃都胀痛了

4.进食有讲究，饭后会保养

除了进餐定时、定量，高血压患者在吃饭的过程中以及饭后也有一些需要特别注意的地方，这样对维持消化系统的健康，促进营养吸收，维持血压平稳也是很有帮助的。

吃饭时要细嚼慢咽

有些人吃饭很快，狼吞虎咽的，我有个朋友曾经就是这样，一口饭吃下去没怎么嚼就咽下去了，几分钟就吃完了一碗饭。这样吃饭有三个坏处：一是食物太粗糙，不好消化，营养不能完全吸收；二是容易噎着，或发生呛咳和误吸；三是容易吃多了，不仅肠胃负担重，还会引起肥胖。我提醒过他很多次，告诉他每一口饭都应该细细地嚼够 30 次再咽。开始他不习惯，坚持了一段时间，才慢慢地改了。如今他的肠胃好多了，血压也控制得很好。所以，如果大家吃饭有这种习惯的话，一定要改掉，把吃饭的速度降下来。

吃饭时要专心

我们经常教育孩子吃饭要专心，其实很多大人吃饭也不专心，边吃饭边看电视、玩手机、说笑聊天，或者工作，等等。这样吃饭，很容易让人在不知不觉中吃多了，使肠胃负担过重。尤其是老年高血压患者，本身肠胃功能就在减退，如果保养不好，营养不能很好地吸收，对维持身体的健康是很不利的。

饭后要会保养

有些人一吃完饭，就躺到沙发上或床上休息了，这样非常不利于肠胃消化。俗话说"饭后百步走，活到九十九"，当然并不是吃完饭立刻就去散步，而是在饭后半小时后再去活动。所以，建议大家在饭后先安静地坐半小时，再起来散散步，走一走，或者轻轻地摩揉胃腹部，这样可以帮助胃肠消化吸收，对促进胃肠功能会有一定的作用。

5.限盐，逐渐改变"重口味"

临床研究显示，一些高血压前期或轻度高血压的患者，通过单纯限盐就有可能使血压降至正常水平。所以，在高血压的饮食治疗中，通常都会反复强调要少吃盐，这对降低血压真的非常重要。

高血压患者每天吃多少盐最合理

高血压患者每人每日摄盐（氯化钠）量应少于5克，如果是并发肾功能障碍的患者，则应进一步控制摄盐量。

小心食物中潜藏的隐形盐

我们在减少食盐摄入量的同时，还要注意减少隐形盐的摄入量。含有大量隐形盐的常见食物主要有以下几种：

食物种类	食物名称
调味品	酱油、鸡精、辣椒酱、豆瓣酱、甜面酱、沙拉酱、番茄酱、腐乳、咸菜等
鱼、禽畜肉、蛋、奶	煮/熏/腌制熟食、罐（袋）装禽畜肉/鱼/蛋、火腿肠、奶酪、咸鸭蛋、海参、虾皮、鱼丸、蟹足棒等
零食类	薯片、洋葱圈、沙琪玛、饼干、虾片、怪味豆、海苔、紫菜、方便面、山楂制品、熟制干果等
其 他	面包、汉堡、豆腐丝、豆腐干、油条等

这些食物都属于高钠食品，吃的时候会摄入比较多的盐，比如10毫升酱油中就含有1.6~1.7克盐。那么，在计算每日摄盐量的时候，也要把酱油中的盐算进去。

如果购买的是有包装的食品，包装上都有营养成分表，钠是强制标示项目，大家购买时注意一下钠含量不宜过高。

另外，建议大家学会食盐与钠的换算方法，这样在食用这些食品的时候，就可以计算出其中含有的食盐量了。

食盐与钠的换算法

含钠量（毫克/100克）×2.5=含盐量（毫克/100克）

简单有效的减盐小妙招

1.没有肾功能不全、高钾血症等疾病的患者可选择高钾低钠的盐来代替普通的食盐，可以减少钠的摄入，老年患者选择低钠盐并定期复查。

2.对每天的食盐总量进行控制，使用可定量的限盐勺。

3.炒菜时最后放盐，可以把盐撒在食物表面，不会使盐大多进入食物内部，增加口感，可以减少近1/3的食盐摄入量。

4.做汤时要等汤的温度降低时再加盐，因为在温度高时，味觉对咸度的敏感度降低，会导致加盐过多。

5.做菜时，用胡椒粉、孜然、香叶、葱、大蒜、姜等来代替一部分盐、酱油，使食物更美味。

6.多吃有味道的菜，如洋葱、青椒、胡萝卜等食物，用食物本身的味道来提升菜的口感。

7.使用醋、柠檬等各种酸味食物增加菜肴的味道，相对减少对咸味的需求。

8.多采用蒸、煮等烹调方式，享受食物的天然味道也很不错。

9.做凉拌菜的时候，可以撒上一些芝麻、花生碎等来增加口感。

10.少吃零食。

用递减式减盐法逐渐改变"重口味"

对于服用降压药物的高血压患者而言，大幅度地降低摄盐量，有可能引起身体内血容量过低，诱发低血压或电解质紊乱。例如，原来每天要吃10克盐，突然减到3克了，是不可行也很难坚持的。建议大家用递减式的方法逐渐减少盐的摄入量，比如先从每日10克盐，减到8克，再减到6克……这样循序渐进地改变"口重"的饮食习惯。通常坚持4个星期，口味就会慢慢变轻，坚持3~6个月，就能达到持久性的改变。

☝ 6.控制好脂肪的摄入量

脂肪是人体必需的一类营养素，但脂肪也有好坏之分。

脂 肪		主要食物来源	对人体的作用
坏脂肪	饱和脂肪酸	动物的肥肉、鱼子、奶油、蛋黄、黄油、可可油、棕榈油等	导致胆固醇升高，形成动脉粥样硬化和血栓，增加患高血压、脑卒中、冠心病的风险
	胆固醇		
好脂肪	单不饱和脂肪酸	各种植物性油脂、深海鱼类、坚果、豆类、全谷食物等	降低血液中的胆固醇含量，延长血小板凝集时间，抑制血栓形成，降低血压，预防心脑血管疾病
	多不饱和脂肪酸		

研究表明，饱和脂肪酸和胆固醇摄入越多，体重指数越大，高血压的发生风险随之上升，且控制困难。所以，高血压患者应该严格限制这类脂肪的摄入，而应该多选用富含不饱和脂肪酸的食物。但是，必须要提醒大家，不管是什么类型的脂肪，如果摄入过多都会导致肥胖，而肥胖者对降压药物的疗效反应更差。因此，高血压患者一定要控制脂肪的摄入量。

🍴 每天应该摄入多少脂肪

每个人都必须吃一定量的脂肪，对高血压患者来说，每天摄入的食物中所含脂肪的热量比应控制在 25% 左右，每天胆固醇的摄入量不应超过 300 毫克。

健康成年人每日应摄入鱼类 40~75 克，畜禽肉 40~75 克，加起来也就是每天吃 80~150 克的肉，最多不宜超过 150 克；油脂的摄入量应控制在 25~30 克，但肥胖者、心脑血管患者，应在此基础上进一步减少用油量；豆类及豆制品、坚果，每天应摄入 30~50 克；蛋类 25~50 克。

正确选择肉类，减少脂肪摄入

可适当多吃	控制摄入	少吃或不吃
白肉	红肉	动物肝脏、罐装肉及其他加工肉
鱼（特别是三文鱼、金枪鱼等深海鱼）、虾、贝等水产品；去皮的鸡、鸭、鹅等禽肉	猪瘦肉、牛瘦肉、羊瘦肉等畜肉	猪、牛、羊、鸡、鸭等肝脏，炸肉，腌肉，肉罐头，火腿肠、肉干、肉松、卤肉等加工肉

注意啦！

要小心"看不见的油"，芝麻、核桃、葵花子、松子等坚果中也含有较多的油。

如何科学控油享美味

1.定量用油，控制总量。可将全家每天的用油倒入一个量具内，用油时从这个量具里取。坚持一段时间，养成习惯，对控制用油大有好处。

2.尽量选择素食，肉类要选用瘦肉，并将瘦肉旁附着的油脂及皮层切除。

3.做菜时，多用清蒸、水煮、凉拌等各种不必加油的烹调方式，炒菜不要过多放油，尽可能不要用煎、炸等方式烹调食物。

4.做汤或用砂锅炖菜时，不要先煸炒，直接把食材放入锅里，如果是肉类，可先用沸水把肉片快速烫熟，变色后即可，然后放入菜中同炒或同炖，这样可去除一部分肉中的脂肪。

5.尽量不喝肉汤、菜汤，少吃盖浇饭。

6.烹调时，可多用一些味浓的作料来调味，比如制作蘸汁时放些葱、姜、蒜、辣椒碎和芥末油；蒸炖肉类时放点儿香菇、蘑菇等增鲜；烤箱烤鱼时放点儿孜然、小茴香、花椒粉；炖菜时放点儿大茴香（八角）、丁香等。这样即便少放一半油，味道也会很香。

主食要适量

健康成人每天摄入谷薯类食物250~400克，其中全谷物和杂豆50~150克，薯类50~100克。幼儿和老年人消化能力较弱，要少吃粗粮，每周吃粗粮不超过2次，幼儿每次不超过25克，老年人每次不超过50克，并且最好"粗粮细做"，以帮助消化吸收。

粗细搭配可减少糖的吸收

粗细搭配有两层意思：一是在精米、面之外，要多吃一些粗粮，包括玉米、高粱、小米、燕麦、荞麦等谷物，红小豆、绿豆、黄豆、黑豆等豆类，及红薯、马铃薯、南瓜等薯类；二是要适当增加一些加工程度低的米面。这样可以做到营养互补，增加膳食纤维的摄入，减少糖的吸收，避免肥胖、高血压、糖尿病等疾病。

当然，提倡大家多吃些粗粮，也不是说粗粮越多越好，粗细搭配一定要有一个合理的比例。一般粗粮占每天总主食量的1/3左右，最多不宜超过总主食量的50%。

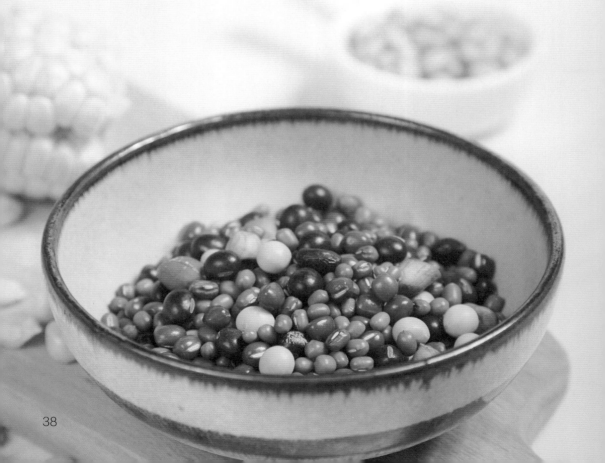

1.用全麦粉和小麦粉一起蒸馒头，或者用小米面、黄豆面、面粉一起蒸杂粮馒头。

2.用精米、糙米、紫米等混合起来蒸杂粮饭。

3.用大米、小米、糙米、紫米、燕麦、红豆、绿豆、玉米等搭配熬粥。

4.每天两餐细粮主食，如馒头、花卷、面条、饼等；一餐粗粮主食，如窝窝头、杂粮饭等。

5.每餐主食有细粮，加一点儿粗粮，如煮玉米、蒸马铃薯等。

控制添加糖的摄入量

添加糖是指人工加入到食品中的糖，比如蔗糖（白糖、红糖、冰糖）、果糖、葡萄糖、果葡糖浆等。这些添加糖广泛见于各种即食食品中，如各种甜点、糖果等零食，汽水、果汁、乳酸饮料等含糖饮料（含糖量在5%以上的饮料），以及日常的烹饪、煮茶、制作果汁和糕点也会用到部分添加糖。

为了减少糖的摄入量，高血压患者要注意控制这些添加糖的摄入，少吃各种甜食，不喝含糖饮料，制作菜肴、饮品的时候也尽量不要放糖。

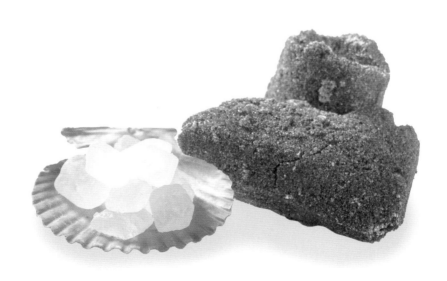

7.戒烟限酒对降低血压至关重要

高血压患者一定要戒烟

戒烟并避免接触二手烟对于高血压患者非常重要。一方面，高血压是动脉粥样硬化性疾病如脑卒中、冠心病的危险因素，而吸烟同样是危险因素之一，当多种危险因素聚集时，会导致相应疾病发生风险明显升高；另一方面，虽然吸烟不会对抗或抵消降压药物的作用，但可通过兴奋交感神经引起血压波动；同时，吸烟可损伤血管内皮细胞，诱发血管痉挛，对于已有动脉粥样硬化相关疾病的患者来说可能诱发缺血事件的发生。

吸烟有百害而无一利，所以，建议大家一定要把烟戒掉。如果靠自己实在戒不掉，可去医院的戒烟门诊，在专业医生的指导下戒烟，必要的时候可以服用一些药物来辅助戒烟。总之，想方设法把烟戒掉，否则，不但血压稳定不下来，还会大大增加患心血管病的风险。

酒要少喝，最好不喝

成年男性每日酒精摄入量不超过25克，女性不超过15克，换算成各种酒的量大致如下表所示：

酒类	25克酒精	15克酒精
52度的白酒	60毫升	36毫升
38度的白酒	82毫升	49毫升
葡萄酒（8%~15%酒精含量）	200~390毫升	120~230毫升
啤酒（2%~5%酒精含量）	600~1500毫升	370~900毫升

大量饮酒可导致血压升高，引发出血性脑卒中等急性情况发生。对于药物治疗的高血压患者来说，酒精有可能降低药效。所以，建议高血压患者尽量不要喝酒。当然，生活中偶尔的喝酒应酬不可避免，所以给大家的建议是，能不喝就不喝，实在躲不过去就少喝点儿，不要超过上述规定的量。

⚕ 8.少喝咖啡、浓茶

一般中青年患者喝咖啡的比较多，而老年患者喝浓茶的较多，这里要提醒大家的是，咖啡、浓茶中都含有较多的咖啡因，而咖啡因是一种中枢神经兴奋剂，会导致心率加快、外周血管收缩，使血压升高。但是，咖啡中同时也含有一些矿物质和抗氧化成分，茶叶中的茶多酚也有调节血脂、抗氧化的作用。所以，咖啡和茶可以喝，但不宜过浓或喝得过多。

⚕ 咖啡偶尔喝

喜欢喝咖啡的高血压患者可以在血压达标、平稳的前提下适量喝咖啡，每天不超过 200 毫升。但要注意：

1.咖啡不要太浓。

2.不要加砂糖、伴侣等调味品。

3.不要天天喝，偶尔喝一次即可。

⚕ 科学饮茶

喜欢喝茶的高血压患者可以喝一些清淡的绿茶，因为绿茶中含咖啡因最少，含茶多酚比较多。但要注意：

1.不要喝浓茶。

2.茶不宜太热或太凉，温热的茶最好。

3.不要空腹饮茶，以免影响消化和吸收。

4.不要饭后马上饮茶，过半小时后再喝。

5.睡前不要饮茶，以免影响睡眠。

6.不要长期大量饮茶，以免影响营养素的吸收。

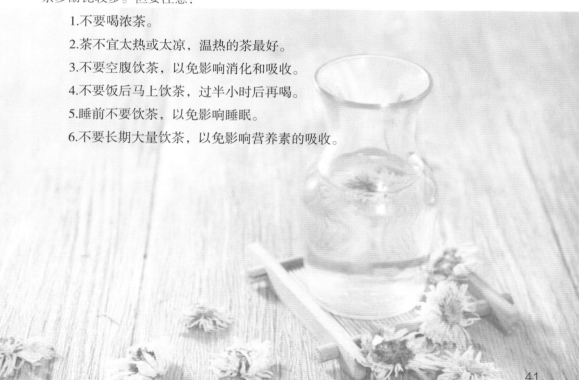

第三，积极补充有利于控制血压的营养素

人体要想维持血压稳定，往往需要很多营养素的参与，就像我们前面说过的钙、钾、镁等，摄入过少就容易引发高血压。所以，建议高血压患者有意识地多补充一些有利于降血压的营养素，都有哪些呢？我们一起来看一下。

营养素	降压作用	每日建议摄入量	主要食物来源	注意事项
钙	维持体内离子平衡，保持机体内环境稳定，调节动脉血管张力，参与促进钠排出，以达到降压目的	800毫克	奶及乳制品、豆类及大豆制品、坚果、海藻类及一些绿色蔬菜类	1.补钙的同时补充维生素D，能促进钙吸收。2.补钙不宜过量，否则会影响铁、锌等矿物质的吸收。3.不宜与菠菜、苋菜等含草酸多的食物同食，若同食，需先焯水去草酸。
钾	维持酸碱、水分平衡，促进钠的代谢与排出，可调节血压	2000毫克	叶类菜、柑橘类水果、香蕉、香菇、紫菜、海带、马铃薯、桂圆、银耳、谷物等	体内的钾会随汗水排出，所以出汗多的时候应适当补充钾
镁	能维持正常心肌功能，是天然的钙通道阻滞剂，调节细胞内钙、钠、钾和pH值，与钾共同参与内皮依赖性血管舒张和血压下降，防止动脉硬化	330毫克	大麦、荞麦、黑米、大黄米、黄豆等粗杂粮，菌类，绿叶蔬菜	镁有助于钙和磷的代谢，所以当钙、磷摄入量增加时，也要提高镁的摄入量
胆碱	促进脂肪代谢，降低血清胆固醇，预防动脉硬化，降低血压	550毫克	蛋黄、动物的脑、动物内脏、牛肉、绿叶蔬菜、全谷类等	可以补充B族维生素，可促进胆碱的合成

营养素	降压作用	每日建议摄入量	主要食物来源	注意事项
维生素C	通过促进人体合成氮氧化物来扩张血管，降低血压	100毫克	叶类蔬菜、辣椒、青椒、番茄、酸味水果等	维生素C呈弱酸性，不耐高温，故炒菜时间不要过长，也可加点儿醋来提高其利用率
维生素E	能预防胆固醇堵塞血管，清除体内垃圾，促进血液循环	14毫克	植物油、坚果、豆类、谷胚等	补充要适量，切忌过量
烟酸	降低胆固醇和甘油三酯的水平，扩张血管，降低血压	12~15毫克	动物肝肾、瘦畜肉、鱼、坚果、全麦制品等	可以补充B族维生素
膳食纤维	降低血脂，抑制脂肪、糖、钠的吸收，防治肥胖，以达到降低血压的目的	25000~35000毫克	蔬菜、水果、全谷类食物、海藻类、菌类等	摄入量不宜过多，以免造成一些矿物质和维生素的流失
ω-3脂肪酸	降低血液中甘油三酯和胆固醇的含量，使血液畅通，降低血压	600~1000毫克	三文鱼、沙丁鱼、鲱鱼、金枪鱼等深海鱼、核桃、亚麻籽油等	深海鱼烹调时宜清蒸，可最大限度利用其营养价值
亚油酸	防止人体血清胆固醇在血管壁的沉积，软化血管，降低血压	4000毫克	花生油、葵花子油、豆油、亚麻籽油、棉籽油、芝麻油、玉米油、核桃油等	切忌过量，否则会起反作用
牛磺酸	抑制血小板凝集，降低血脂，防止动脉硬化，同时能缓和情绪，稳定血压	视体质而定	海鱼、贝类、墨鱼、章鱼、虾、牡蛎、海螺、蛤蜊等、瘦畜肉、豆类等	牛磺酸易溶于水，可煲汤食用
蛋白质	减少食物中钠的吸收，促进钠的排出，维持血压稳定	55000~65000毫克	瘦畜肉、禽肉、鱼虾、蛋白、豆类、奶类等	切忌补充过量；如果血压长期控制不理想或并发肾脏功能下降的患者应减少蛋白质摄入量

第四，用好食物中的降压药

小米 ——扩张血管，降脂降压

【降血压关键营养成分】

● 烟酸：小米中烟酸含量较高，可降低血脂，扩张血管，降低血压。

● 钙：小米中富含钙，能协助扩张动脉血管，促进钠排出，以达到降压目的。

● 膳食纤维：小米中的膳食纤维可抑制脂肪、糖、钠的吸收，防治肥胖，降血压。

【降血压这样吃最好】

√ 可用小米单独煮粥，也可添加绿豆、花生、红枣、山药、南瓜、红薯、莲子、百合等，熬成风味各异的营养粥品。

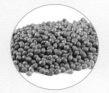
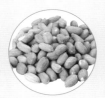
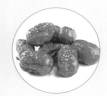
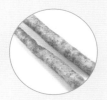

√ 把小米磨成粉，制做饼、窝头、丝糕、发糕等，美味可口。

✕ 忌加碱煮粥，因为碱能破坏小米中的维生素B$_1$，降低小米的营养价值。

【降压宜忌人群】

宜	一般高血压人群均可食用，尤其适宜老年高血压患者、妊娠高血压患者，或高血压伴腹泻、消化不良、反酸、胃炎等患者
忌	平时怕冷、尿频的高血压患者少食

【降压食谱推荐】

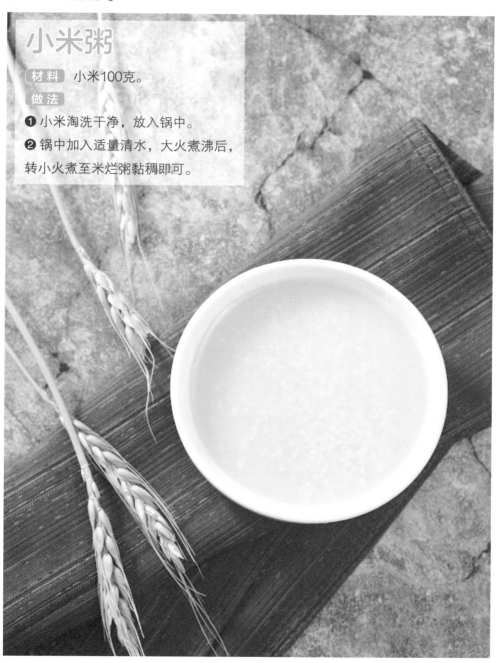

小米粥

[材 料] 小米100克。

[做 法]

❶ 小米淘洗干净，放入锅中。

❷ 锅中加入适量清水，大火煮沸后，转小火煮至米烂粥黏稠即可。

Tips: 淘米时不要用手搓，忌长时间浸泡或用热水淘米，否则会使小米外层的营养素流失。

燕麦 ——扩张血管，降脂排钠降压

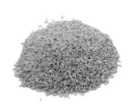

○【降血压关键营养成分】○

●**膳食纤维：**燕麦中富含高黏度的可溶性膳食纤维，能抑制脂肪、糖、钠的吸收，起到稳定血糖、降低胆固醇、促进钠排出，从而降低血压的作用。

●**亚油酸：**燕麦脂肪中含有较多的亚油酸，可减少胆固醇在血管上的沉积，起到降血脂的作用，预防高血压并发血脂异常。

○【降血压这样吃最好】○

✓ 燕麦可以单独煮粥，也可以与其他谷物配搭煮粥，既有营养，又有利于血压稳定。

✓ 燕麦片可以和大米一起蒸米饭，对老年人的身体健康非常有益。

✓ 燕麦经加工可制成燕麦粉，制作糕点、面食。

✓ 燕麦可以和大米、黑米、玉米、黄豆等搭配打成五谷豆浆饮用，营养更为全面。

✗ 忌多食。

○【降压宜忌人群】○

宜	一般高血压人群均可食用，尤其适宜高血压伴脂肪肝、肥胖、糖尿病、习惯性便秘、高脂血症、动脉硬化、水肿等患者
忌	肠道敏感的人慎食

燕麦粥

材料　燕麦40克，大米50克。

做法

❶ 燕麦、大米分别洗净，一起放入锅中。

❷ 加入适量清水，大火煮开后，转小火煮至粥熟即可。

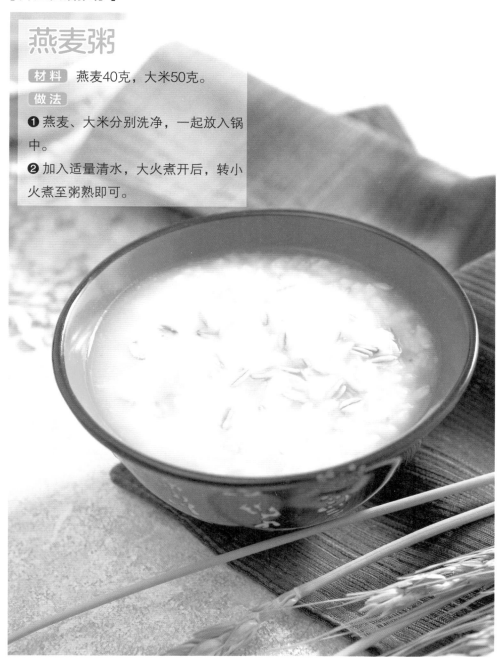

Tips: 燕麦不容易消化，所以食用燕麦要掌握"少量、经常"的原则，不宜一次食用太多。

荞麦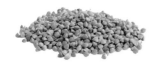

——保护血管，降脂排钠降压

●钾：荞麦是高钾食物，能促进钠的代谢与排泄，调节血压。

●镁：荞麦中镁含量很高，镁是天然的钙通道阻滞剂，参与钙代谢的调节，调节细胞内钙、钠、钾和pH值，与钾共同参与血管舒张和血压下降，防止动脉硬化，并能维持正常心肌功能，稳定血压。

【降血压这样吃最好】

✓ 把苦荞麦制成荞麦茶饮用，降压效果最为显著。

✓ 荞麦可以与大米、黑米、小米等其他谷物搭配煮成杂粮粥食用，便秘的高血压患者最适宜食用。

✓ 荞麦可磨成荞麦粉，用来制成面条、烙饼、面包、糕点、凉粉等风味食品。

✗ 忌多食：荞麦口感较粗糙，不易消化，一次不可食用太多，否则易造成消化不良。

【降压宜忌人群】

宜	一般高血压人群均可食用，尤其适宜高血压伴便秘、高脂血症、冠心病、糖尿病、肠道癌症等患者
忌	高血压伴消化功能不佳及经常腹泻者忌食

荞麦米糊

材料 荞麦、大米各50克，核桃仁、花生仁各10克。

做法

❶ 大米洗净，用清水浸泡2小时；荞麦洗净，用清水浸泡6~8小时；核桃仁、花生仁分别洗净后备用。

❷ 将大米、荞麦、核桃仁和花生仁全部倒入豆浆机中，加水，按下"米糊"键，打熟即可。

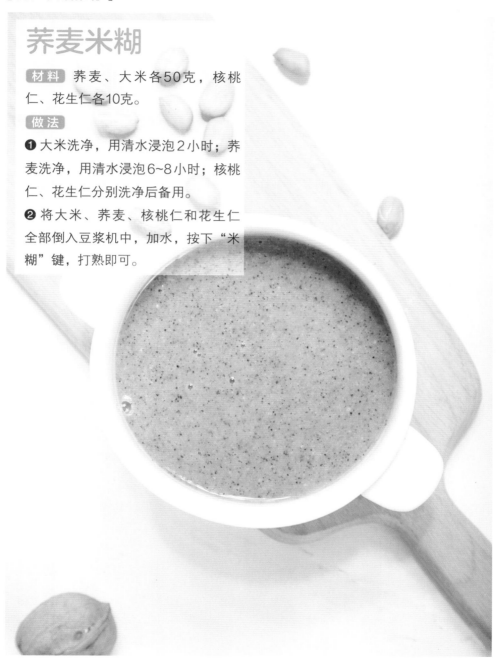

Tips: 荞麦、大米提前浸泡可以打得更碎，使营养更容易被吸收。

玉米

——保持血管弹性，降脂降压

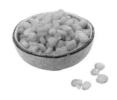

●**亚油酸、维生素E**：玉米中富含亚油酸和维生素E，二者发挥协同作用，可降低血液中的胆固醇浓度，防止脂肪沉积，保持血管弹性，降低高血压患者发生心脑血管疾病的风险。

●**膳食纤维**：玉米中的膳食纤维含量高，有助于降低血脂、血糖，促进钠排出，防止便秘，帮助降低血压。

○【降血压这样吃最好】○

√ 鲜玉米：可以蒸煮，也可以炖汤、做菜。注意吃的时候，把胚芽全部吃掉，以保全营养。

√ 干玉米：可以和其他谷物、豆类一起打成五谷豆浆饮用。

√ 玉米糁、玉米面：可用来煮粥、做窝头、玉米饼或制作杂粮面条等。做时需要加点小苏打，做出来的食品口感好，也容易消化吸收。

✕ 高血压患者不要吃烤玉米，不仅破坏了营养物质，而且可能会生成一些致癌物质。

○【降压宜忌人群】○

宜	一般高血压人群均可食用，尤其适宜高血压伴冠心病、动脉粥样硬化、高脂血症、糖尿病、便秘、肥胖、眼病、癌症等患者
忌	高血压伴胃肠胀气、尿失禁患者要少食用

玉米糁枸杞粥

材料 玉米糁200克,枸杞子20克。

做法

❶ 锅中加水,烧热后慢慢调入玉米糁。

❷ 煮至粥黏稠时,放入枸杞子,继续煮5分钟即可。

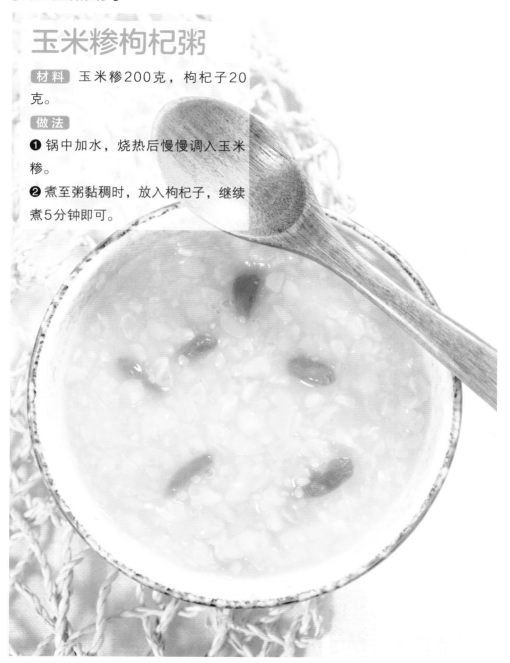

Tips: 不喜欢吃枸杞子的高血压患者,可以用红薯或南瓜代替,也很好喝。

薏米 ——营养丰富，降脂降压

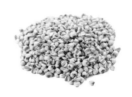

◦【降血压关键营养成分】◦

●B族维生素：薏米中B族维生素含量很高，它能增加食欲，改善消化不良，有利于高血压患者调养身体，辅助降压。

◦【降血压这样吃最好】◦

✓ 薏米可单独煮粥，也可搭配大米、小米、红豆、绿豆、核桃仁、花生仁等共同煮粥或打成五谷豆浆，营养更为全面。

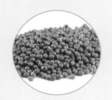  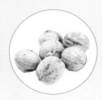 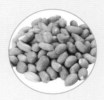

✓ 薏米也可与冬瓜、白果、玉米须等煲汤，高血压患者可用来补充营养和水分。

◦【降压宜忌人群】◦

宜	一般高血压人群均可食用，尤其适宜老年高血压、儿童高血压患者，或高血压伴高脂血症、关节炎、肾炎水肿、各种癌症及癌症腹水等患者
忌	妊娠高血压患者，高血压伴腹泻、遗精、遗尿者忌食

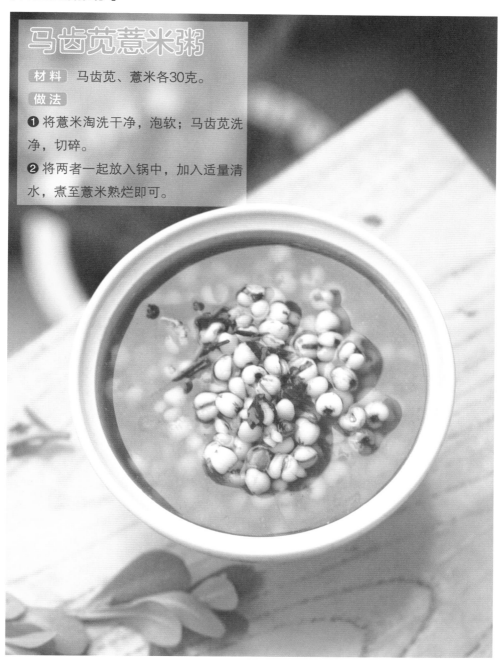

马齿苋薏米粥

材料 马齿苋、薏米各30克。

做法

❶ 将薏米淘洗干净，泡软；马齿苋洗净，切碎。

❷ 将两者一起放入锅中，加入适量清水，煮至薏米熟烂即可。

Tips: 薏米较难煮熟，煮之前应浸泡至软，使其充分吸收水分后再煮。

红薯 ——保持血管壁弹性，降脂排钠

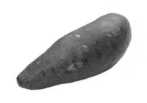

○【降血压关键营养成分】○

●**膳食纤维**：红薯中所含的膳食纤维，不仅能促进肠道蠕动、防止便秘，还能抑制脂肪、糖、钠的吸收，防治肥胖，以达到降低血压的目的。

●**黏液蛋白**：红薯所含的黏液蛋白，能保持血管壁的弹性，防止动脉粥样硬化的发生。

○【降血压这样吃最好】○

(√) 红薯可以直接蒸、煮、烤。红薯经过蒸煮，膳食纤维会增加40%左右，营养价值更高。吃烤红薯时，最好用电烤箱烤，尽量不要吃街边用煤炭烤的红薯，因为红薯直接用明火烘烤会产生致癌物，对健康不利。

(√) 红薯可以磨成红薯粉，与面粉一起蒸馒头、做面条。

(✕) 生红薯中的淀粉不易消化，因此不宜生吃，也不要一次吃得过多。

(✕) 忌用炸、拔丝等方法制作红薯，易使人摄入过多的油脂和糖，对稳定血压不利。

○【降压宜忌人群】○

宜	一般高血压人群均可食用，尤其适宜中老年高血压患者，或高血压伴营养不良、高脂血症、动脉硬化、冠心病、便秘、肥胖、癌症等患者
忌	高血压伴胃胀、胃溃疡、腹泻、糖尿病等患者忌食

红薯糙米粥

材料 红薯100克，鲜山药50克，糙米适量。

做法

❶ 糙米洗净后用清水浸泡约30分钟；鲜山药、红薯分别洗净，去皮，切块，备用。

❷ 糙米中加入适量清水，煮至沸腾，转小火煮约30分钟。

❸ 加入红薯块，继续煮15分钟。

❹ 加入山药块，煮至材料熟烂即可。

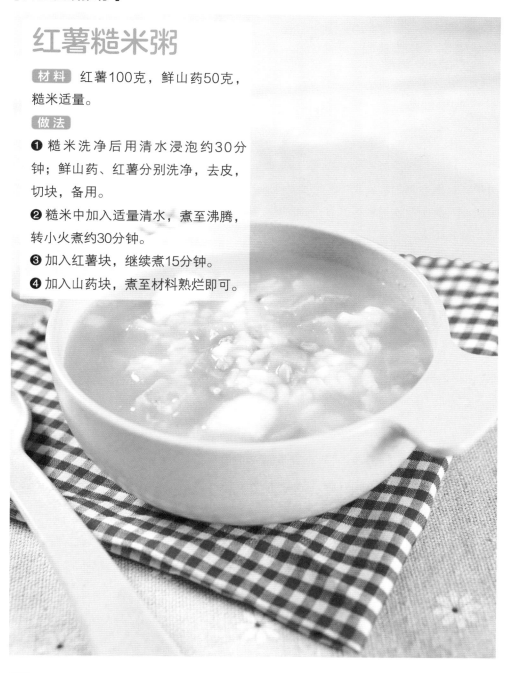

Tips: 红薯中所含淀粉粒较大，不经高温破坏难以消化。所以，红薯一定要煮熟透再吃。

黄豆

——扩张血管，排钠降脂，保护血管

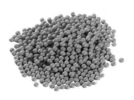

【降血压关键营养成分】

●**钾：**黄豆中钾含量非常高，能够促进钠的代谢与排除，从而降低血压。

●**镁：**黄豆中镁含量也很高，可抑制钾、钙通道，防止钙沉淀在组织和血管壁中，防止动脉硬化。

【降血压这样吃最好】

√ 高血压患者可用黄豆打成豆浆饮用，也可与其他豆类、谷物搭配打成五谷豆浆，营养丰富。

√ 黄豆可以用来煮粥、煲汤或制作菜肴，但需要注意，黄豆不宜食用过多，以免妨碍消化而致腹胀。

√ 黄豆可加工成多种豆制品，如豆腐、豆浆、腐竹、豆粉等，高血压患者可以经常食用。

✕ 豆瓣酱、豆豉、纳豆等咸味品含有大量盐，人体摄入过多的盐，对降血压非常不利。

【降压宜忌人群】

宜	一般高血压人群均可食用，尤其适宜高血压伴营养不良、动脉硬化、高脂血症、冠心病、脂肪肝、糖尿病、肥胖、癌症等患者
忌	高血压伴消化功能不良、胃脘胀痛、腹胀等患者少食；伴严重肝病、肾病、痛风、消化性溃疡、低碘者忌食

黄豆排骨汤

材料 黄豆100克，猪小排500克，姜片、盐各适量。

做法

❶ 黄豆洗净后浸泡 1~2 小时；猪小排洗净，焯水。

❷ 将黄豆、猪小排、姜片一起煲汤，煲 2~3 个小时，最后加盐调味即可。

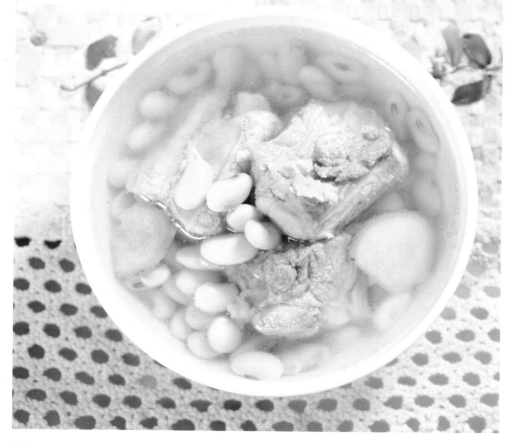

Tips: 黄豆不易煮烂，需要提前浸泡。

黑豆 ——扩张血管，降脂保护血管

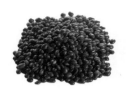

°【降血压关键营养成分】°

●**钾、钙、镁：** 黑豆中钾、钙、镁的含量都很高，既能调节动脉血管，又可促进钠的代谢与排出，防止动脉硬化，从而降低血压。

●**黑豆色素、黑豆多糖、异黄酮、花青素等：** 黑豆中的这些生物活性物质都具有显著降低血脂的作用，有助于保持血管健康，辅助降血压。

°【降血压这样吃最好】°

✓ 黑豆煮熟后可做粮食食用，也可磨成黑豆粉，单独做面食或与其他面粉混合加工成各种面食或点心。

✓ 高血压患者可用黑豆打成豆浆饮用，也可与其他食材搭配打豆浆，营养更丰富。

✓ 黑豆也可以用来做菜、煲汤或生成芽菜食用。

✗ 制酱、制豉等方法不建议高血压患者使用，否则容易摄入过多的盐。

【降压宜忌人群】

宜	一般高血压人群均可食用，尤其适宜高血压伴高脂血症、动脉硬化、冠心病、脑卒中、骨质疏松、四肢麻痹、便秘、水肿、乳腺癌、前列腺癌、结肠癌等患者
忌	儿童高血压患者和高血压伴肠胃功能不良者慎食

【降压食谱推荐】

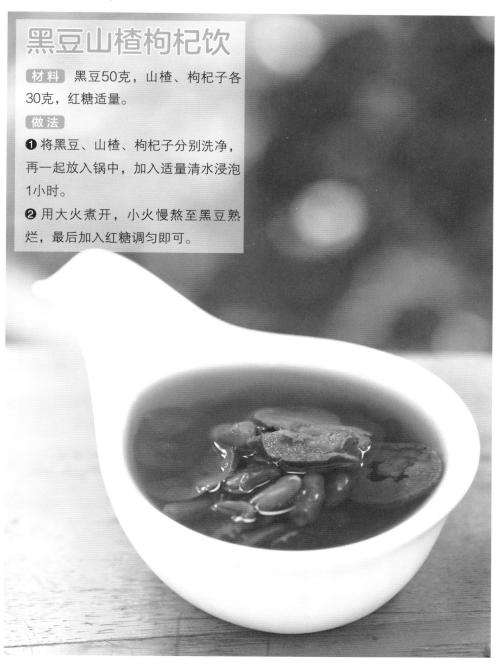

黑豆山楂枸杞饮

材料 黑豆50克，山楂、枸杞子各30克，红糖适量。

做法

❶将黑豆、山楂、枸杞子分别洗净，再一起放入锅中，加入适量清水浸泡1小时。

❷用大火煮开，小火慢熬至黑豆熟烂，最后加入红糖调匀即可。

Tips: 如果是高血压伴糖尿病患者，可不加红糖。

绿豆 ——促进钠排出，降脂护血管

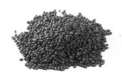

◦【降血压关键营养成分】◦

●**钾**：绿豆是高钾食物，能维持体内酸碱、水分平衡，促进钠的代谢与排出，起到调节血压的作用。

●**球蛋白、多糖**：绿豆中含有一种球蛋白和多糖，能促进体内胆固醇的分解，减少小肠对胆固醇的吸收，辅助降压。

◦【降血压这样吃最好】◦

✓ 高血压患者可以用绿豆煮汤，夏季每天喝一碗，既能解暑，又能辅助降压。当然也可与其他食材搭配煮粥、煲汤、蒸饭，使营养更为全面。

✓ 绿豆可以生成绿豆芽，炒、炖等均可。

✓ 绿豆可以磨成绿豆粉，用来煮粥、做面条、做粉皮或做糕点，但注意绿豆糕点要少吃，以免摄入过多的糖。

◦【降压宜忌人群】◦

宜	一般高血压人群均可食用，尤其适宜高血压伴中暑、高脂血症、糖尿病、冠心病、肥胖、水肿、眼病、荨麻疹、便秘、疮疖痈肿、丹毒、中毒等患者
忌	高血压伴体质虚弱、胃寒、腹泻者忌食

【降压食谱推荐】

绿豆菊花饮

材料　绿豆60克，白菊花10克。

做法

❶ 绿豆洗净，浸泡1小时。

❷ 白菊花清洗一下，与绿豆一起放入锅中，加入适量清水，用大火煮沸，转小火煮至绿豆熟烂即可。

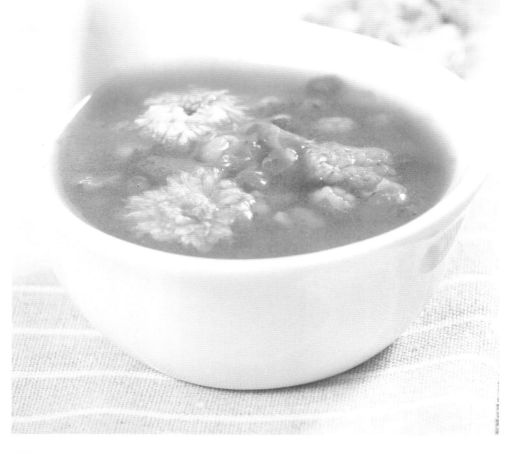

Tips: 绿豆一定要煮熟再食用，未煮烂的绿豆腥味强烈，食后易恶心、呕吐。

芹菜

——改善血管通透性，平稳降压

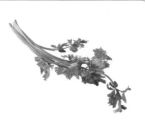

【降血压关键营养成分】

● **黄酮类物质**：芹菜中的芹菜素、维生素 P 等黄酮类物质能舒张血管，降低血管的脆性，改善血管的通透性，降低血脂、血糖，对防治高血压、防止动脉粥样硬化及减少冠心病发病率等方面都有良好的效果。

● **钾**：芹菜富含钾，可以促进血管扩张，降低外周血管阻力，同时可增加尿钠排泄，从而起到降低血压的作用。

【降血压这样吃最好】

√ 芹菜可榨汁饮用，也可焯水凉拌。黄酮类物质遇高温容易失去活性，对心血管的保护作用也会大打折扣，所以对高血压患者来说，生吃芹菜辅助降血压的效果更好。

√ 芹菜叶比芹菜茎含有的活性营养物质更多，降血压功效更好。所以，吃芹菜的时候除了择掉烂叶、黄叶，新鲜叶子要留下一起吃。

✕ 芹菜中含钠比较高，所以，高血压患者吃芹菜时要注意少放盐。

【降压宜忌人群】

宜	一般高血压人群均可食用，尤其适宜高血压伴高脂血症、冠心病、动脉粥样硬化、便秘、肠癌、失眠、头痛、水肿、痛风等患者
忌	高血压伴腹泻者忌食

芹菜炒百合

材料 芹菜 200 克，鲜百合 3 个，
红彩椒 1 个，盐少许，植物油适量。

做法

❶ 芹菜洗净，斜刀切段；百合洗净，
掰成小瓣；红彩椒洗净，切片。

❷ 油锅烧热，放入芹菜段翻炒至断
生，再放入红彩椒片、百合块，翻炒
至熟，加盐调味即可。

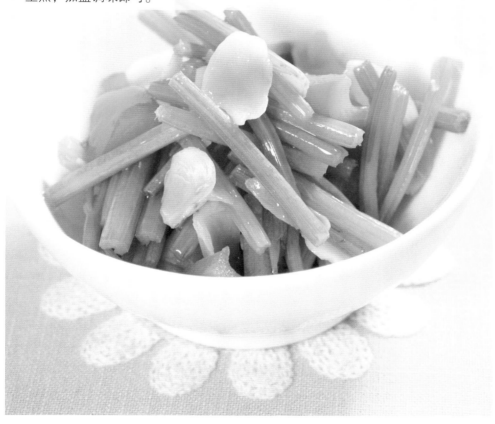

Tips: 芹菜不宜久炒，以免营养损失过多。

菠菜

——维持酸碱、水分平衡，
促进钠排出

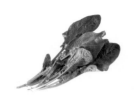

°【降血压关键营养成分】°

●**镁、钾：**菠菜中镁含量丰富，镁是天然的钙通道阻滞剂，可调节细胞内钙、钠、钾和pH值，与钾共同参与血管舒张和血压下降，防止动脉硬化。

●**膳食纤维：**菠菜中大量的膳食纤维能促进肠道蠕动，利于排便，且能促进胰腺分泌，抑制脂肪、糖、钠的吸收，防治肥胖，以达到降低血压的目的。

°【降血压这样吃最好】°

（√）菠菜可单独焯水凉拌，也可与黄瓜、粉皮、豆芽、猪肝、肉丝等食材凉拌。

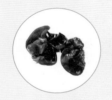 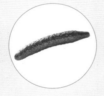 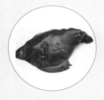 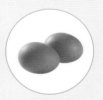

（√）菠菜可单独清炒，也可与鸡蛋、木耳、豆腐等食材搭配食用。

（×）菠菜中的草酸钾易溶于水，所以不能直接用生菠菜煮汤喝。

°【降压宜忌人群】°

宜	一般高血压人群均可食用，尤其适宜高血压伴糖尿病、高脂血症、便秘、贫血、坏血病、心肌病、动脉硬化等患者
忌	高血压伴腹泻、肠炎、肾炎、肾结石等患者忌食

菠菜粥

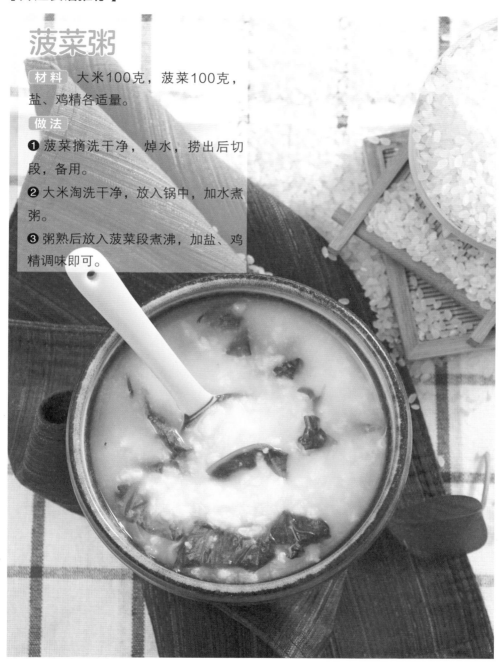

材料 大米100克，菠菜100克，盐、鸡精各适量。

做法

❶ 菠菜摘洗干净，焯水，捞出后切段，备用。

❷ 大米淘洗干净，放入锅中，加水煮粥。

❸ 粥熟后放入菠菜段煮沸，加盐、鸡精调味即可。

Tips: 菠菜中的草酸含量高，烹调前先焯一下水，可去除菠菜中80%的草酸。

荠菜 ——扩张血管，促进钠排出

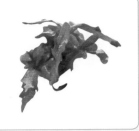

◦【降血压关键营养成分】◦

●**钾、钙**：荠菜是高钾、高钙的蔬菜，钾、钙都能促进钠的代谢与排出，从而起到调节血压的作用。

●**乙酰胆碱、谷甾醇、季胺化合物**：荠菜中的这些特殊物质可以降低血液、肝里的胆固醇和甘油三酯含量，辅助降血压。

◦【降血压这样吃最好】◦

✓ 荠菜焯水后凉拌、清炒、煮汤食用，清香可口，营养丰富。

✓ 荠菜可搭配猪瘦肉，做成荠菜饺子、荠菜馄饨、荠菜包子等，口感鲜香，但最好不要加蒜、姜、料酒来调味，以免破坏荠菜本身的清香味。

✓ 荠菜里含有大量的草酸，会影响钙和铁的吸收。所以，在制作菜肴前一定要先焯水。

◦【降压宜忌人群】◦

宜	一般高血压人群均可食用，尤其适宜高血压伴高脂血症、冠心病、动脉粥样硬化、便秘、肠癌、失眠、头痛、水肿、痛风等患者
忌	高血压伴腹泻者忌用

荠菜粥

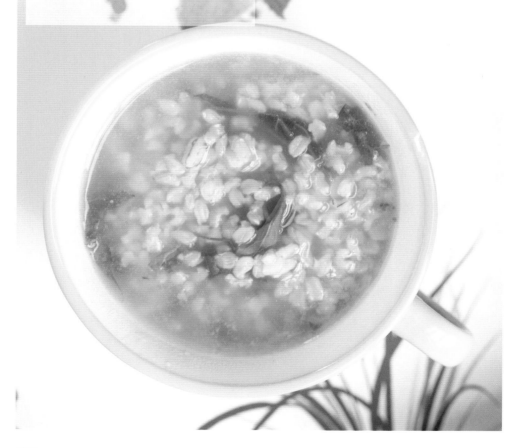

材料 荠菜90克，粳米100克。

做法

❶ 将荠菜洗净，切成段。

❷ 将粳米淘洗干净，放入锅内，加水适量，熬煮成粥。

❸ 放入切好的荠菜段，继续煮至菜熟即可。

Tips: 荠菜不宜久烧、久煮，时间过长会破坏其营养成分，也会使颜色变黄。

番茄 —增强血管柔韧度，降低钠离子浓度

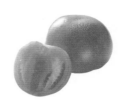

●**番茄红素**：番茄中富含番茄红素，可深入清除血管垃圾，降低血脂；同时有很强的抗氧化能力，可修复完善被氧化的细胞，促进细胞间胶质形成，增强血管的柔韧度，预防心脑血管疾病。

●**维生素P**：番茄中富含维生素P，能促进维生素C的吸收，且能减少血管脆性，降低血管通透性，预防脑卒中。

✓ 番茄可直接生吃、凉拌、榨汁等，能充分利用番茄中的维生素。

✓ 用番茄来炒菜、炖煮、做汤，可使番茄红素发挥最大作用。

✗ 未成熟的青色番茄不能吃，因为含有毒的龙葵碱，而且未成熟和半成熟的青色番茄中番茄红素含量相对较低。

宜	一般高血压人群均可食用，尤其适宜高血压伴发热、食欲不振、习惯性牙龈出血、贫血、高脂血症、冠心病、动脉粥样硬化、急慢性肝炎、急慢性肾炎等患者
忌	高血压伴急性肠炎、菌痢及溃疡活动期者忌食

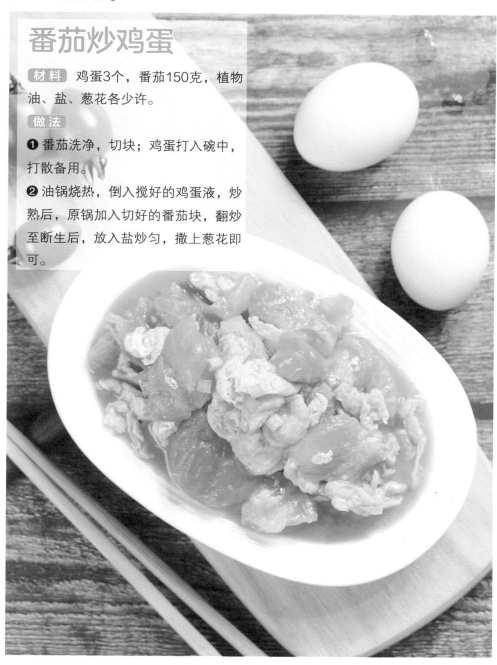

番茄炒鸡蛋

材料 鸡蛋3个，番茄150克，植物油、盐、葱花各少许。

做法

❶ 番茄洗净，切块；鸡蛋打入碗中，打散备用。

❷ 油锅烧热，倒入搅好的鸡蛋液，炒熟后，原锅加入切好的番茄块，翻炒至断生后，放入盐炒匀，撒上葱花即可。

Tips: 番茄烹调时不要久煮，因为番茄红素遇光、热和氧气容易分解，降低降压效果。

黄瓜 ——利尿排钠降压

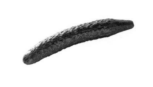

【降血压关键营养成分】

● **钾**：黄瓜中的钾可以促进钠离子排泄，帮助调节血压水平。

● **钙**：黄瓜中的钙可以帮助扩张动脉血管，降低血压。

● **异槲皮苷**：黄瓜皮中含有异槲皮苷，它是天然黄酮类化合物，可清除自由基，同时有利尿作用，可帮助钠排出，起到辅助降血压的作用。

【降血压这样吃最好】

✓ 黄瓜洗净，可带皮直接食用或凉拌，也可榨汁饮用，可最大限度保留其中的营养，辅助降压。

✓ 黄瓜可以单独素炒，或与猪瘦肉、黑木耳、鸡蛋、胡萝卜、蘑菇、山药等食材搭配炒菜、做汤、做馅等。

✓ 黄瓜皮和黄瓜尾部都有丰富的营养，应当保留食用。

【降压宜忌人群】

宜	一般高血压人群均可食用，尤其适宜高血压伴血脂异常、糖尿病、便秘、癌症、水肿、肝硬化、肥胖等患者
忌	高血压伴腹泻、呕吐者忌食

荠菜黄瓜腌山药

材料 荠菜、山药各200克，黄瓜100克，盐、橄榄油各5克，柠檬汁、花椒油各3克，美人椒段适量。

做法

❶ 荠菜洗净，用开水烫一下，沥干水分切碎，加入作料拌匀。

❷ 黄瓜、山药分别洗净，去皮，顶刀切厚片。

❸ 取小碗一个，一片山药片、一片黄瓜片、一勺荠菜碎，层层堆放，腌制5分钟，用美人椒段装饰后即可食用。

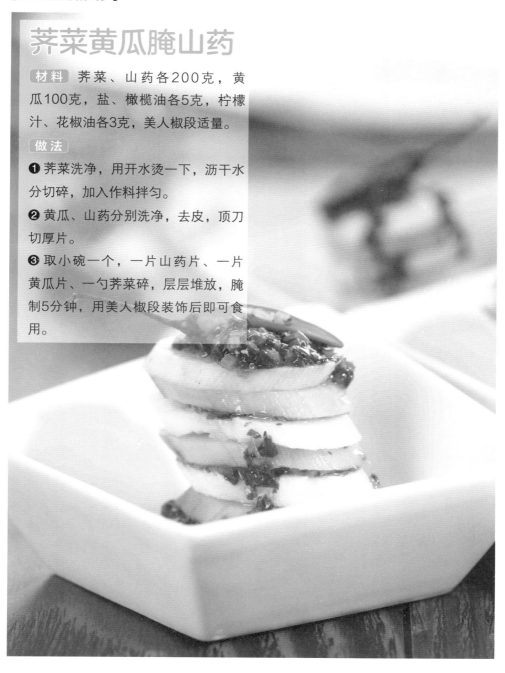

Tips: 夏天将黄瓜放入冰箱冷藏几分钟，口感会更好哦！

马铃薯 ——排钠降脂，保持血管弹性

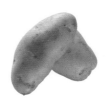

【降血压关键营养成分】

● **钾**：马铃薯是高钾低钠食物，钾能取代体内的钠，并将钠排出体外，从而起到降低血压的作用。

● **黏液蛋白**：马铃薯中有很多黏液蛋白，可减少血管内壁的脂肪沉积，保持血管的弹性，防止动脉粥样硬化，降低高血压患者发生心脑血管事件的风险。

【降血压这样吃最好】

✓ 马铃薯可以直接蒸熟或煮熟，作为主食食用，既能饱腹又可减肥，特别适合高血压伴肥胖的患者。

✓ 马铃薯入菜，可以凉拌、炒、熘、炖、做汤等，荤素皆宜，营养美味。

✗ 高血压患者不要用炸、拔丝等方法制作马铃薯，也最好不要吃烤薯条、薯片等，以免摄入过多的油脂和糖，对降压不利。

【降压宜忌人群】

宜	一般高血压人群均可食用，尤其适宜高血压伴营养不良、胃及十二指肠溃疡、肥胖、动脉硬化、肾炎水肿、糖尿病及癌症等患者
忌	妊娠高血压患者慎食

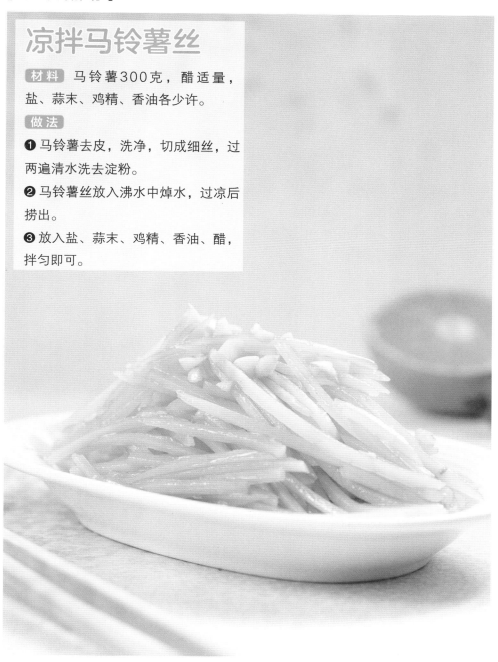

凉拌马铃薯丝

材料 马铃薯300克，醋适量，盐、蒜末、鸡精、香油各少许。

做法

❶ 马铃薯去皮，洗净，切成细丝，过两遍清水洗去淀粉。

❷ 马铃薯丝放入沸水中焯水，过凉后捞出。

❸ 放入盐、蒜末、鸡精、香油、醋，拌匀即可。

Tips: 烹制马铃薯时一定要削净已变绿的皮，有芽眼的部分应深挖去除，以免中毒。

芦笋 ——扩张末梢血管，防止发生血栓

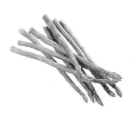

【降血压关键营养成分】

● **天门冬酰胺**：芦笋中的天门冬酰胺可扩张末梢血管，有明显的降压作用。

● **槲皮素**：芦笋中含量丰富的槲皮素，属于黄酮类化合物，有助于防止低密度脂蛋白的氧化，增强毛细血管的弹性，抗血小板聚集，降低相关血栓事件的发生。

【降血压这样吃最好】

√ 芦笋是时鲜蔬菜，营养很容易被破坏，所以最适合的做法就是焯水凉拌，保存营养多，最适宜高血压患者食用。

√ 芦笋可单独清炒，也可搭配百合、芡实、牛肉、虾仁等食材炒食、煲汤等。但注意要大火快炒，否则营养丢失过多，会降低降压效果。

【降压宜忌人群】

宜	一般高血压人群均可食用，尤其适宜高血压伴高脂血症、动脉硬化、冠心病、糖尿病、便秘、肥胖、癌症等患者
忌	痛风、过敏、结石、腹泻、胃痛、消化不良等患者忌食

鲜芡实炒芦笋

材料 芡实200克，芦笋150克，盐3克，橄榄油8克。

做法

❶ 芦笋去老皮，切成小丁，与芡实一起用开水烫一下，沥干水分，待用。

❷ 炒锅倒入橄榄油，把芡实和芦笋丁倒入，翻炒出香味，加入盐调味即可。

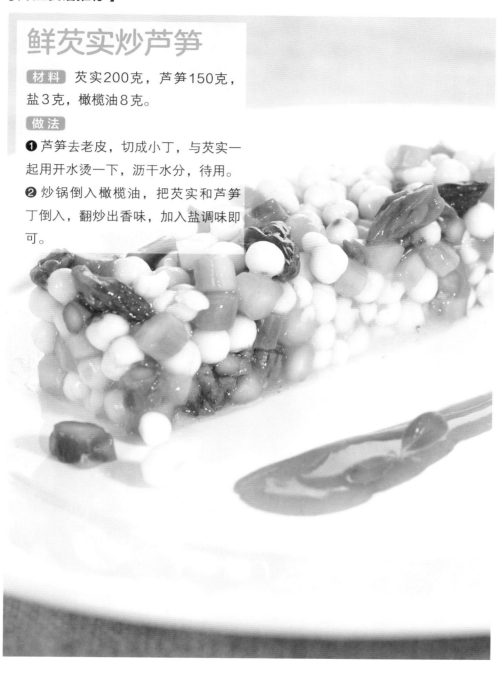

Tips: 芦笋的根部都有老化部分，指甲掐掐下半段，凡是掐不动的老皮都要削掉。

胡萝卜 —促进肾上腺素合成，排钠降压

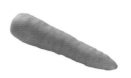

【降血压关键营养成分】

● **木质素、槲皮素、琥珀酸钾等**：胡萝卜中这些特殊的营养成分可以增加冠状动脉血流量，促进肾上腺素合成，有降压、强心的作用。

● **膳食纤维**：胡萝卜中的膳食纤维吸水性强，可促进胆固醇的排出，抑制脂肪、糖、钠的吸收，防治肥胖，辅助降血压。

【降血压这样吃最好】

✓ 胡萝卜可以洗净直接生食、榨汁，也可以与其他蔬菜搭配拌成凉菜。

✓ 胡萝卜可单独炒制，也可与鸡蛋、瘦猪肉、羊肉、黄瓜、扁豆等搭配炒、烧、炖，做成既营养又美味的佳肴。

✓ 胡萝卜皮中类胡萝卜素含量非常高，所以最好连皮吃。

【降压宜忌人群】

宜	一般高血压人群均可食用，尤其适宜高血压伴营养不良、食欲不振、便秘、肥胖、心脑血管疾病、癌症、夜盲症、干眼症、皮肤粗糙等患者
忌	高血压女性患者应少食，肠胃不好者忌生食

胡萝卜拌金针菇

材料 胡萝卜1根，金针菇300克，蒜2瓣，香葱2根，香油、盐、酱油各适量。

做法

❶ 金针菇去掉根部，洗净，撕开；胡萝卜洗净，切丝；大蒜切末；香葱洗净，切成葱花。

❷ 金针菇、胡萝卜丝分别放入开水中焯熟，捞出沥干水分。

❸ 将焯好的胡萝卜丝、金针菇放入碗中，加葱花、蒜末、酱油、香油、盐，拌匀即可。

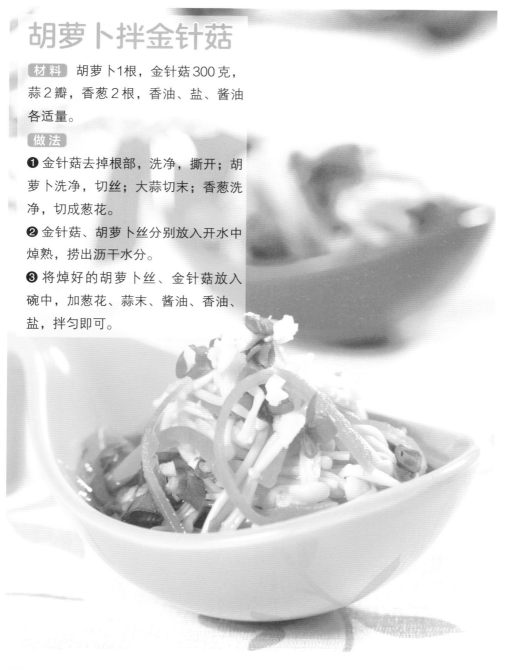

Tips: 可以放一些其他的时蔬，营养更丰富。

茄子 ——软化血管，防止微血管破裂

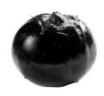

·【降血压关键营养成分】·

● **维生素P**：茄子中富含维生素P，它是一种黄酮类化合物，可软化血管、降低胆固醇，防止微血管破裂，有效预防高血压引起的心脑血管疾病。

● **生物碱**：茄子中含有胆碱、葫芦巴碱、水苏碱等多种生物碱，可促进脂肪代谢，降低血清胆固醇，预防动脉硬化，降低血压。

·【降血压这样吃最好】·

✓ 茄子可以单独炒食、做汤、蒸熟后凉拌，也可以与马铃薯、青椒、猪肉等食材搭配食用。

✗ 挂浆油炸的做法虽然味道更好，但容易摄入大量油脂，也会破坏茄子中的维生素，所以高血压患者最好不要采取这种烹调方法。

【降压宜忌人群】

宜	一般高血压人群均可食用，尤其适宜高血压伴动脉硬化、心血管疾病、贫血、咯血、紫癜、糖尿病、癌症等患者
忌	结核病、特应性皮炎等患者忌食，腹泻、哮喘患者少食

【降压食谱推荐】

茄子炒苦瓜

材料 茄子1根，苦瓜半根，植物油、蒜、盐各适量。

做法

❶ 茄子、苦瓜分别洗净、切好；蒜切粒。

❷ 锅里放油，爆香蒜粒，倒入茄子翻炒至茄子成半透明状。

❸ 倒入苦瓜翻炒至软，调入盐炒熟即可。

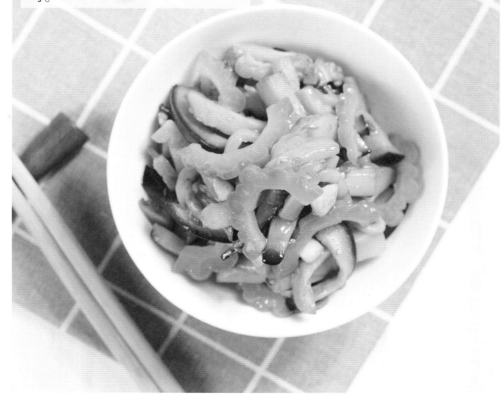

Tips: 茄子皮中富含花青素，带皮吃更有助于降血压哦！

苦瓜

——扩张血管，排钠降脂降压

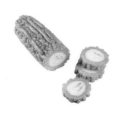

·【降血压关键营养成分】·

●**钾：**苦瓜是高钾低钠食物，丰富的钾可维持人体内的酸碱、水分平衡，促进钠排出，达到降低血压的目的。

●**苦瓜素：**苦瓜中富含苦瓜素，其被誉为"脂肪杀手"，能减少脂肪和多糖的摄入，预防肥胖，有助于降低血压。

【降血压这样吃最好】

√ 苦瓜可直接洗净生食或榨汁，也可以搭配青椒、彩椒、山药、胡萝卜、黄瓜、莲藕等食材凉拌，可最大限度保留营养。

√ 苦瓜可单独或搭配鸡蛋、肉类等食材，大火快炒，可以保留较多的维生素C，发挥降压作用。

【降压宜忌人群】

宜	一般高血压人群均可食用，尤其适宜高血压伴肥胖、中暑、糖尿病、癌症等患者
忌	妊娠高血压患者少食

凉拌苦瓜

材料 山药20克，苦瓜500克，姜片、葱段、酱油、盐、香油各适量。

做法

❶ 将山药去皮，切薄片；苦瓜去瓤和子，洗净后切片。

❷ 将山药片、苦瓜片、姜片、葱段放入锅中，加水用中火焯熟，捞出凉凉。

❸ 加入盐、酱油、香油拌匀即可。

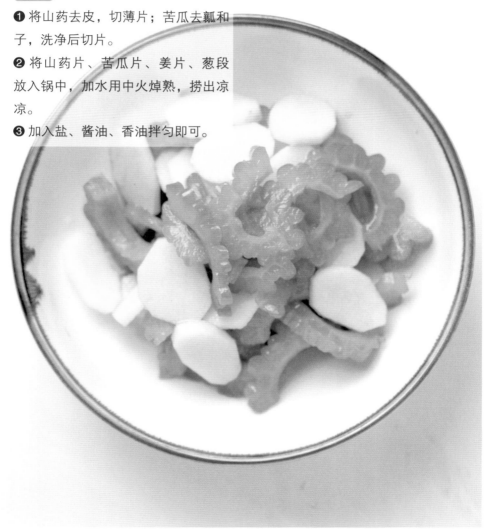

Tips: 凉拌前，把苦瓜用开水焯一下，可以减少苦味。

西蓝花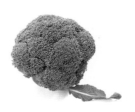

——促进氮氧化物的合成，
扩张血管降血压

◦【降血压关键营养成分】◦

● **维生素C**：西蓝花中维生素C含量非常丰富，维生素C可通过促进人体合成氮氧化物来扩张血管，降低血压。

● **黄酮类化合物**：西蓝花中含有一定量的该物质，可降低血脂，防止血栓形成，起到降低血压、预防心脑血管疾病的作用。

◦【降血压这样吃最好】◦

✓ 西蓝花可焯水后单独凉拌，但焯水时间不宜过长，以免破坏西蓝花中的维生素。

✓ 西蓝花可单独清炒，也可与番茄、胡萝卜、瘦猪肉、牛肉、虾仁、菌菇类等搭配食用。

✓ 西蓝花梗不要丢掉，剥去皮加入菜中也是美味。

【降压宜忌人群】

宜	一般高血压人群均可食用，尤其适宜中老年高血压患者或高血压伴营养不良、胃及十二指肠溃疡、肥胖、心脑血管疾病、糖尿病、癌症等患者
忌	高血压伴尿路结石、甲状腺功能减退患者忌食

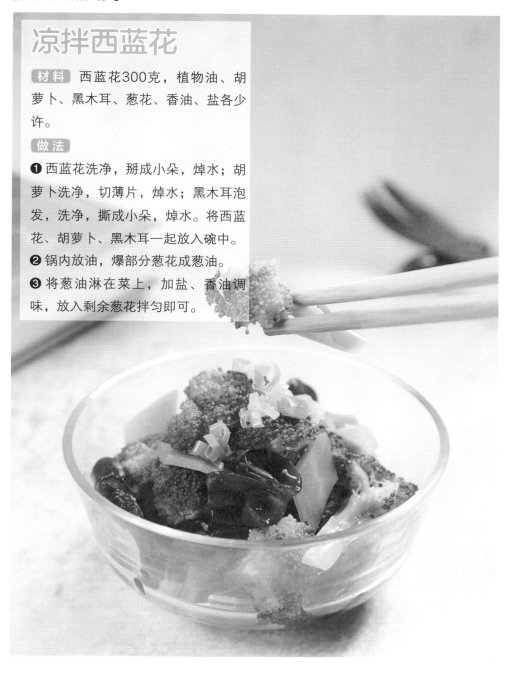

凉拌西蓝花

材料 西蓝花300克，植物油、胡萝卜、黑木耳、葱花、香油、盐各少许。

做法

❶ 西蓝花洗净，掰成小朵，焯水；胡萝卜洗净，切薄片，焯水；黑木耳泡发，洗净，撕成小朵，焯水。将西蓝花、胡萝卜、黑木耳一起放入碗中。

❷ 锅内放油，爆部分葱花成葱油。

❸ 将葱油淋在菜上，加盐、香油调味，放入剩余葱花拌匀即可。

Tips: 清洗西蓝花时，可先将其放入淘米水或清水中浸泡5分钟，再用自来水不断冲洗，以减少农药残留。

洋葱

——扩张血管，防止发生血栓

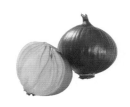

°【降血压关键营养成分】°

●**前列腺素A**：洋葱中特有的前列腺素A，能扩张血管，对抗儿茶酚胺等升压物质，促进钠盐排泄，具有明显的降压作用。

●**槲皮素**：洋葱中含量丰富的槲皮素，属于黄酮类化合物，有助于增强毛细血管的弹性，降低相关血栓事件的发生。

°【降血压这样吃最好】°

✓ 洋葱直接生食，也可以搭配黑木耳、黄瓜、生菜等做成美味的凉菜或沙拉，这样可最大限度保留营养。尤其是紫皮洋葱辛辣味更强，槲皮素含量更多一些，还含有植物花青素，最适宜高血压患者食用。

✓ 洋葱可单独清炒，也可搭配鸡蛋、猪瘦肉、番茄等食材炒食、煲汤等。

【降压宜忌人群】

宜	一般高血压人群均可食用，尤其适宜高血压伴消化不良、高脂血症、动脉硬化、糖尿病、癌症等患者
忌	患有皮肤瘙痒性疾病、眼疾、胃炎、胃溃疡的患者忌食

凉拌洋葱木耳

材料 紫皮洋葱半个，黑木耳35克，香菜少许，酱油、醋、盐、香油各适量。

做法

❶ 洋葱去干皮，洗净，切圈；香菜洗净，切段，备用。

❷ 黑木耳用温水泡发，去蒂，洗净，过水焯熟后放凉备用。

❸ 将洋葱圈、黑木耳、香菜段一起放入盘中，加酱油、盐、醋、香油拌匀即可。

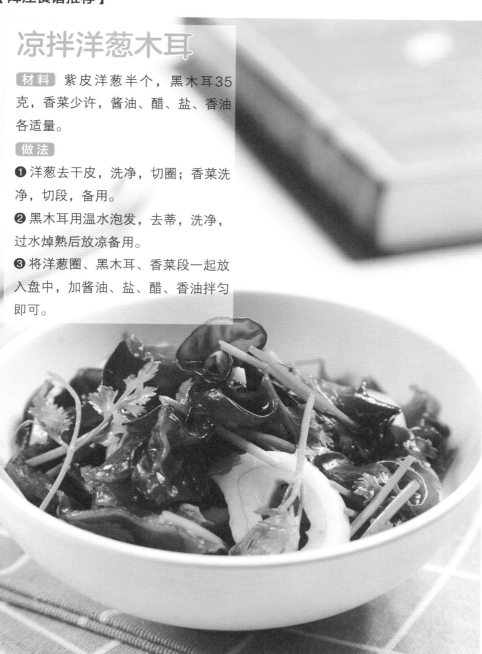

Tips: 菜肴做好后放入冰箱冷藏一会儿再食用，口感更加。

香蕉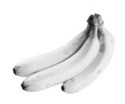
——补钾，促进钠排出，降低血压

【降血压关键营养成分】

●**钾**：香蕉中含有丰富的钾，钾可扩张动脉血管，降低外周血管阻力，同时可增加尿钠排泄，从而起到降低血压的作用。

●**色氨酸**：香蕉中含有丰富的色氨酸，能减轻心理压力，解除忧郁，还有镇静的作用，可以帮助高血压患者稳定情绪，促进睡眠。

【降血压这样吃最好】

✓ 香蕉去皮后可直接食用、榨汁或做沙拉，餐后1~2小时食用为宜。

✓ 香蕉也可以熟食，隔水蒸、煮粥、做香蕉茶、做香蕉泥等均可，容易消化吸收，从小孩到老年人都能安心食用。

✗ 拔丝、炸香蕉片等吃法容易使人摄入过多的糖及油脂，也会破坏香蕉中的营养，对维持血压稳定不利。

✗ 高血压患者不能空腹吃香蕉，否则可能会导致血液中镁离子浓度增加，从而抑制心血管系统。

【降压宜忌人群】

宜	一般高血压人群均可食用，尤其适宜高血压伴上消化道溃疡、冠心病、动脉硬化、便秘、痔疮、失眠等患者
忌	高血压伴腹泻、糖尿病、急慢性肾炎、肾功能不全者忌食

牛奶香蕉汁

材料 香蕉1根，牛奶200毫升。

做法

❶ 香蕉去皮，切段，放入果汁机。

❷ 倒入牛奶，启动果汁机，打几秒钟即可。

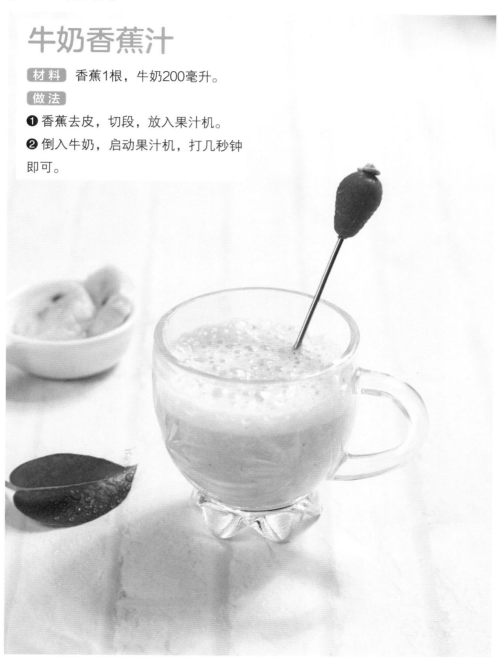

Tips: 香蕉一定要选熟透的，因为未熟透的香蕉含有较多的鞣酸，对消化道有收敛作用，不但不能帮助通便，反而会导致便秘。

山楂 ——扩张血管，利尿排钠降脂

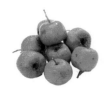

°【降血压关键营养成分】°

● **钾**：山楂中含有大量的钾，钾有扩张血管的作用，可降低外周血管的阻力，同时可增加尿钠排泄，达到降压目的。

● **维生素C**：山楂中维生素C含量丰富，维生素C有助于扩张血管，降低血压。

● **山楂酸、柠檬酸等**：山楂中的这些酸性物质能利尿、扩张血管，同时还能降脂。

【降血压这样吃最好】

√ 山楂可直接使用，还可用来榨汁、煮水、泡茶、煲汤，既能补水促消化，又有助于稳定血压。

√ 制成焦山楂：将山楂洗净、去核、切片，放入干锅中，小火炒至表面焦褐色，内部黄褐色即可，用来泡水喝，可缓解高血压患者消化不良、腹胀等症。

✕ 高血压患者尽量少吃山楂片、山楂卷、山楂糕等加工制品，含糖量较高，对稳定血糖、血压都不利。

✕ 切忌空腹吃山楂，因为山楂中酸性物质会刺激胃酸过多分泌，损害胃黏膜。

°【降压宜忌人群】°

宜	一般高血压人群均可食用，尤其适宜高血压伴消化不良、缺铁性贫血、肥胖症、坏血病、高脂血症、冠心病、病毒性肝炎、脂肪肝、癌症等患者及女性闭经或量少者
忌	换牙期的儿童高血压患者以及胃炎、消化性溃疡者忌食

陈皮山楂茶

材料　陈皮15克，山楂10克。

做法

❶ 将陈皮洗净，切细条；山楂洗净，去核，切片。

❷ 两者一起放入杯中，用沸水冲泡即可。

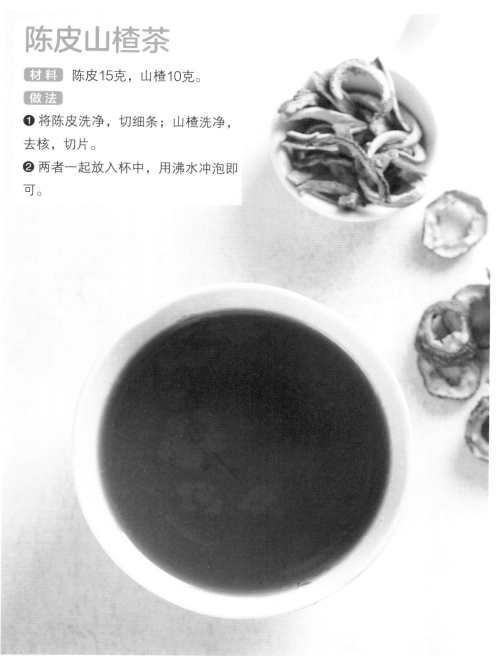

Tips: 高血压患者饭后喝一杯，可以促进消化，防止消化不良，也可以放两个红枣一起泡，营养更丰富。

柑橘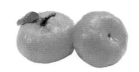
——加强毛细血管韧性，稳定情绪

·【降血压关键营养成分】·

●**橘皮苷**：柑橘中的橘皮苷可以加强毛细血管的韧性，降血压，扩张心脏的冠状动脉，预防冠心病及动脉硬化。

●**黄酮类、萜类化合物**：柑橘中的这些物质具有镇静作用，有助于消除疲劳，缓解焦虑情绪，改善失眠症状，辅助稳定血压。

【降血压这样吃最好】

√ 柑橘果肉可直接食用，也可榨汁、做沙拉，但注意每天别超过3个，因为柑橘含有叶红质，如果一次食用过多，会引起"橘黄症"。

√ 柑橘也可以熟食，例如与银耳、酸奶、白果、薏米、薄荷等搭配煮水、煲汤、煮粥食用。

✕ 食用果酱、罐头、蜜饯、果冻等食品容易使人摄入过多的糖，对稳定血压不利。

【降压宜忌人群】

宜	一般高血压人群均可食用，尤其适宜高血压伴食欲不振、消化不良、慢性支气管炎、咳嗽、糖尿病、心脑血管疾病、妊娠、肥胖等患者
忌	高血压伴腹泻患者忌食

水果酸奶沙拉

材 料 柑橘1个，火龙果、苹果各半个，圣女果5个，酸奶适量。

做 法

❶ 柑橘去皮，分瓣；圣女果洗净，对半切；火龙果、苹果分别洗净，去皮，切块。

❷ 将所有食材与酸奶混合，拌匀后即可。

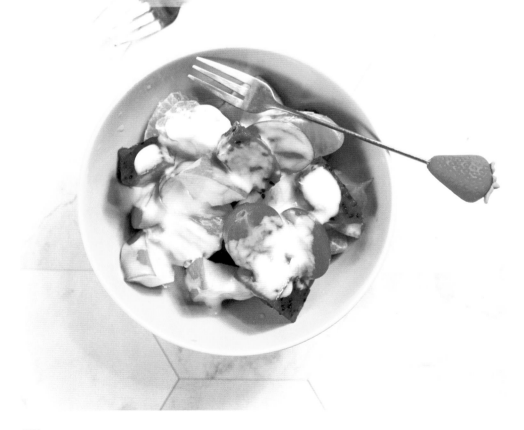

Tips: 水果的品种和用量，可以根据自己的喜好调整。

西瓜 ——利尿，促进钠排出

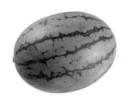

○【降血压关键营养成分】○

●**钾**：西瓜属于高钾低钠的水果，钾不仅能维持人体内酸碱、水分的平衡，还能促进钠排出，帮助降低血压。

●**水分、瓜氨酸、精氨酸**：西瓜果肉含有93%以上的水分，且含有瓜氨酸和精氨酸，能增进肝脏中尿素的形成，有良好的利尿功用，促进钠离子排出，降低血压。

○【降血压这样吃最好】○

✓ 西瓜去皮、子后的果肉可直接食用，也可搭配甜瓜、香蕉、橙子、苹果等榨汁、做沙拉等。

✓ 西瓜肉、西瓜皮均可入菜，搭配其他食材，炒、蒸、煮均可。

✗ 高血压患者不要吃冰镇西瓜，否则突然的寒冷刺激容易引起血管收缩，发生危险。

【降压宜忌人群】

宜	一般高血压人群均可食用，尤其适宜高血压伴妊娠、慢性肾炎、胆囊炎、水肿、中暑、暑热口干、多汗、口疮等患者
忌	高血压伴慢性肠炎、胃炎、胃及十二指肠溃疡者应少吃，伴糖尿病、腹泻患者忌食

【降压食谱推荐】

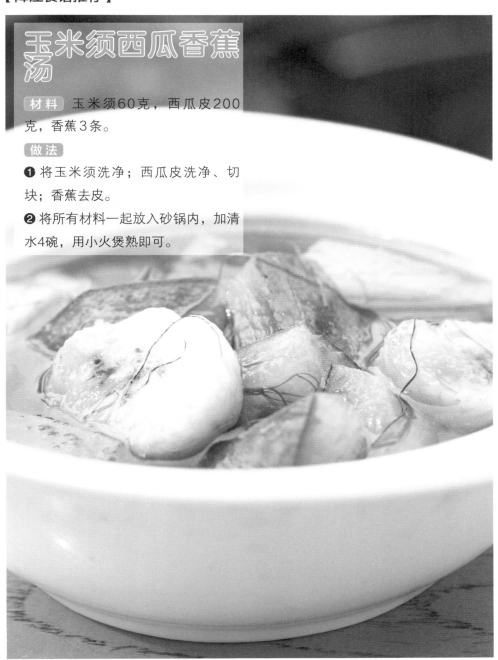

玉米须西瓜香蕉汤

材料 玉米须60克，西瓜皮200克，香蕉3条。

做法

❶ 将玉米须洗净；西瓜皮洗净、切块；香蕉去皮。

❷ 将所有材料一起放入砂锅内，加清水4碗，用小火煲熟即可。

Tips: 不喜欢吃西瓜皮的，也可以换成西瓜肉。

苹果 ——软化血管，降脂降压

◦【降血压关键营养成分】◦

●**钾**：苹果中钾元素含量较高，钾可以扩张血管，并增加尿钠排泄，软化血管，从而起到降低血压的作用。

●**果胶、抗氧化物等**：苹果中的这些特殊物质能降低体内的"坏胆固醇"，并提高"好胆固醇"的含量，预防动脉硬化，减小高血压患者发生心脑血管病的风险。

◦【降血压这样吃最好】◦

✓ 高血压患者可以把苹果去皮后直接食用，也可以搭配香蕉、西瓜、柑橘等榨汁或做沙拉。注意苹果皮上可能会有残留的农药，或为保鲜而打的蜡，因此吃苹果时，最好是削了皮再吃。

✓ 苹果也可以做熟了食用，比如隔水蒸、煮水、煲汤、做苹果茶等。

✗ 拔丝、做果酱等方法不建议使用，容易使人摄入过多的糖或油脂，也会破坏苹果中的营养，对稳定血压不利。

◦【降压宜忌人群】◦

宜	一般高血压人群均可食用，尤其适宜儿童、中老年高血压患者或高血压伴消化不良、胃炎、便秘、结肠炎、高脂血症、肥胖等患者
忌	高血压伴糖尿病、肾病患者少食

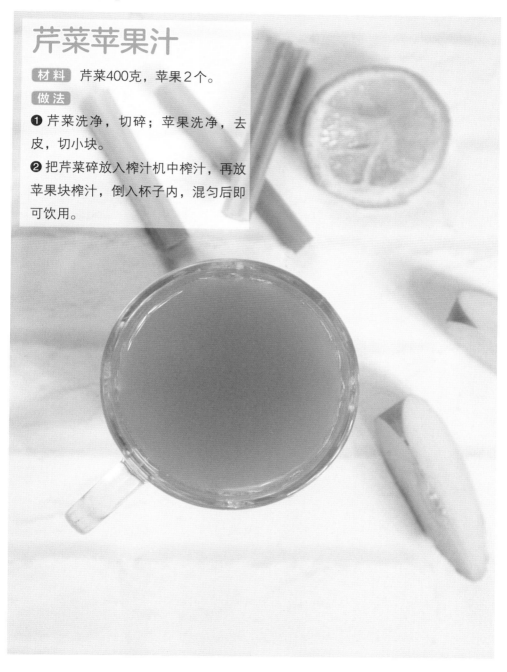

芹菜苹果汁

材料 芹菜400克，苹果2个。

做法

❶ 芹菜洗净，切碎；苹果洗净，去皮，切小块。

❷ 把芹菜碎放入榨汁机中榨汁，再放苹果块榨汁，倒入杯子内，混匀后即可饮用。

Tips: 果蔬汁做好后宜立即饮用，否则放置时间长了，果汁易被氧化，既影响口感，又会降低营养价值。

猕猴桃 ——扩张血管，降脂排钠

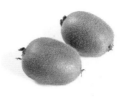

【降血压关键营养成分】

●**维生素C**：猕猴桃中维生素C含量很高，被誉为"维生素C之王"，而维生素C可以通过促进人体合成氮氧化物来扩张血管，达到降低血压的目的。

●**钾**：猕猴桃属于高钾低钠的水果，钾可帮助排出人体内多余的钠，起到降血压的作用。

【降血压这样吃最好】

✓ 猕猴桃去皮后可直接食用，也可搭配柑橘、山楂、西瓜、苹果等榨汁、做沙拉，或搭配其他食材来煮粥、做羹。

✓ 猕猴桃一定要放软、放熟才能食用。

✗ 做果酱、罐头、蜜饯等方法最好不要用，以免摄入过多的糖，对稳定血压不利。

【降压宜忌人群】

宜	一般高血压人群均可食用，尤其适宜高血压伴高脂血症、动脉硬化、冠心病、食欲不振、消化不良、反胃呕吐、便秘、癌症、妊娠等患者
忌	高血压伴腹泻、慢性胃炎、先兆性流产、月经过多、痛经、闭经等患者忌食

猕猴桃银耳羹

材料 猕猴桃100克，水发银耳50克，白糖少许。

做法

❶ 将猕猴桃去皮，洗净，切片；水发银耳择洗干净，撕成小片。

❷ 锅置火上，放入银耳，加适量清水，煮至银耳熟烂，再加入猕猴桃片、白糖，煮沸即可。

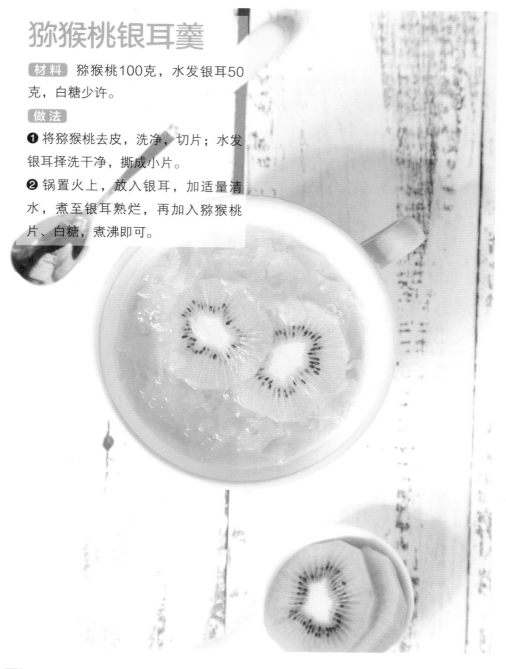

Tips: 把猕猴桃和苹果、香蕉、番茄等水果放在一起，这些水果会散发出天然的催熟气体"乙烯"，能让猕猴桃快速地变软、变甜。

香菇 ——促进钙吸收，降脂降压，预防动脉硬化

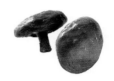

◦【降血压关键营养成分】◦

● **香菇嘌呤、多糖、胆碱、烟酸：** 香菇中这些物质均可促进胆固醇代谢，降低血脂，预防动脉硬化，降低高血压患者发生血管事件的风险。

● **维生素D：** 香菇中的维生素D可促进钙吸收，协助降低血压。

◦【降血压这样吃最好】◦

✓ 常见的香菇有干、鲜两种，而且干香菇的营养成分比鲜香菇要高很多，而且味道更加浓郁，食用时用温水泡发即可。

✓ 香菇可以焯水后凉拌，或搭配扁豆、胡萝卜、芹菜、鸡肉等食材炒、炖、煮、涮火锅、煲汤（粥）、做馅等，既营养又美味。

✗ 香菇不可以生食。

◦【降压宜忌人群】◦

宜	一般高血压人群均可食用，尤其适宜高血压伴便秘、高脂血症、动脉硬化、糖尿病、贫血、肥胖、佝偻病、急慢性肝炎、胆结石、肾炎及癌症等患者
忌	高血压伴痛风患者少吃，伴皮肤瘙痒病患者忌食

香菇小米粥

材料 小米50克，鲜香菇 3 朵，盐、酸黄瓜片各少许。

做法

❶ 香菇洗净，切小块。

❷ 小米洗净，放入锅中，加水煮成粥。

❸ 将熟时放入香菇块，继续煮至熟烂，最后加盐调味，放入酸黄瓜片即可。

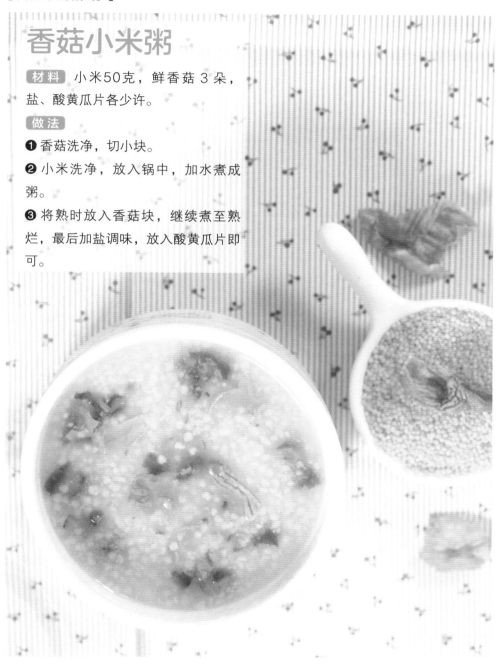

Tips: 香菇本身香味宜人，味道鲜美，所以烹调时就不需要再放鸡精了。

金针菇 ——促进钠排出，降低脑卒中发生率

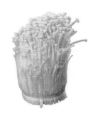

【降血压关键营养成分】

● **钾**：金针菇是高钾低钠食物，钾可促进钠排出，并扩张血管，起到降低血压的作用。

● **膳食纤维**：金针菇中的膳食纤维不能被人体内的酶分解和消化道吸收，但是能够与胆固醇、胆酸结合，促使其排出，避免发生动脉粥样硬化，减少高血压患者发生心脑血管事件的风险。

【降血压这样吃最好】

✓ 金针菇可焯水后凉拌，味道鲜美，营养丰富，高血压患者宜常食。

✓ 金针菇也可与胡萝卜、黄瓜、芦笋、猪瘦肉等食材搭配炒、煲汤、做馅等，亦可作为荤素菜的配料使用，经常食用，对稳定血压有帮助。

【降压宜忌人群】

宜	一般高血压患者均可食用，尤其适宜高血压伴营养不良、高脂血症、糖尿病、冠心病、脑卒中、肥胖、便秘、癌症等患者
忌	腹泻、胃炎、关节炎、红斑狼疮患者忌食

【降压食谱推荐】

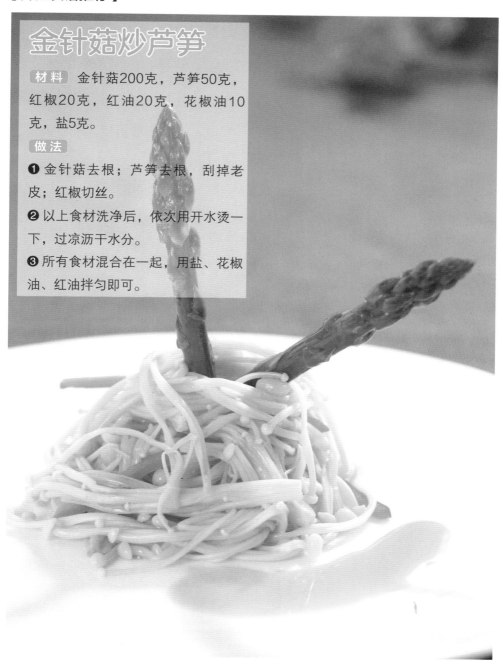

金针菇炒芦笋

材料 金针菇200克，芦笋50克，红椒20克，红油20克，花椒油10克，盐5克。

做法

❶ 金针菇去根；芦笋去根，刮掉老皮；红椒切丝。

❷ 以上食材洗净后，依次用开水烫一下，过凉沥干水分。

❸ 所有食材混合在一起，用盐、花椒油、红油拌匀即可。

Tips: 金针菇和红椒入水变软，芦笋变色就捞出，不宜久烫。

黑木耳 —— 降低血脂，预防血栓和动脉硬化

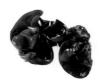

【降血压关键营养成分】

● **多糖、维生素K**：黑木耳中的多糖和维生素K能降低血脂，抑制血小板凝集，预防动脉硬化和血栓形成。

● **膳食纤维**：黑木耳中膳食纤维含量丰富，膳食纤维可促进排便，防止便秘，同时还能抑制脂肪、糖、钠的吸收，起到辅助降压的作用。

【降血压这样吃最好】

✓ 干木耳用温水泡发后，可焯水后凉拌，也可与黄瓜、洋葱、胡萝卜、鸡蛋等食材搭配炒、烩、煲汤、做馅等，做成既营养又美味的热菜，经常食用，对稳定血压有帮助。

✗ 鲜木耳中含一种卟啉的光感物质，会引起日光性皮炎，故不宜食用鲜木耳。

【降压宜忌人群】

宜	一般高血压人群均可食用，尤其适宜高血压伴便秘、动脉粥样硬化、缺铁性贫血、肥胖、脑梗死、糖尿病、结石症、癌症等患者及矿工、冶金工人、纺织工、理发师食用
忌	高血压伴腹泻、出血性疾病、真菌过敏患者及孕妇忌食

【降压食谱推荐】

黄瓜拌木耳

材料 黄瓜150克，水发黑木耳100克，橄榄油5克，盐、生抽各3克，花椒油2克，美人椒圈适量。

做法

❶ 黄瓜去皮，切成片。

❷ 将泡发好的黑木耳去根，洗净，然后用开水烫一下，过凉。

❸ 将黄瓜片、黑木耳、美人椒圈一起放入盘中，加入作料拌匀即可。

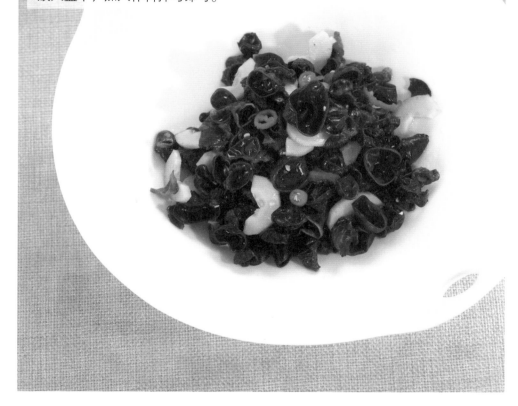

Tips: 泡发后的黑木耳要尽早食用，放置时间过长会滋生细菌，对身体有害。

紫菜

——扩张血管，降脂排钠，预防血栓

【降血压关键营养成分】

●**钙、钾、镁**：紫菜中富含钙、钾、镁等矿物质，能扩张血管，促进钠排出，降低血压。

●**牛磺酸**：紫菜中含有大量的牛磺酸，其可抑制血小板凝集，降低血脂，防止动脉硬化，同时能缓和情绪，有助于稳定血压。

●**多糖、藻胆蛋白**：紫菜中的多糖和藻胆蛋白具有多种生物活性，具有抗凝血、降血脂、防止血栓形成等作用。

【降血压这样吃最好】

（√）高血压患者可用紫菜来煲汤，或者泡发后炒菜食用。

（√）可以用整张的紫菜做成紫菜包饭。

（✕）紫菜含钠量很高，所以，高血压患者每次不能食用太多。

【降压宜忌人群】

宜	一般高血压人群均可食用，尤其适宜高血压伴甲状腺肿大、水肿、慢性支气管炎、咳嗽、瘿瘤、淋病、脚气、肺病初期、心血管病、各类肿块、增生等患者
忌	高血压伴腹痛、腹泻患者忌食

紫菜鸡蛋汤

材料 紫菜5克，鸡蛋1个，虾皮、葱花、胡椒粉、香油各少许。

做法

❶ 鸡蛋打入碗中，打散，备用；紫菜撕碎。

❷ 锅内加水烧开，放入紫菜，搅拌至散开，稍煮片刻。

❸ 顺着筷子慢慢倒入蛋液，煮沸加入剩余材料即可。

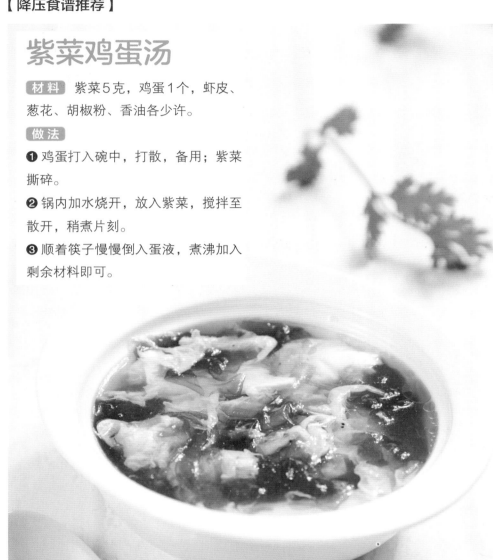

Tips: 紫菜里含钠很高，因此不必再放盐了。

海带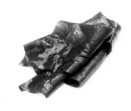

（水发）——排钠降脂，预防血栓

【降血压关键营养成分】

● **褐藻酸钾**：海带中的褐藻酸钾，能调节钠钾平衡，降低人体对钠的吸收，降低血压。

● **甘露醇**：海带上常附着一层白霜似的白粉就是甘露醇，具有降低血压、利尿和消肿的作用。

● **岩藻多糖**：海带中含有60%的岩藻多糖，具有抗凝血、抗血栓的作用，有利于稳定血压。

【降血压这样吃最好】

√ 海带温水泡发后，可以焯水后搭配黄瓜、绿豆芽、青红椒等食材凉拌食用。

√ 海带也可用于炒、烧、炖、焖、煲汤等烹饪方法，每天适量食用，对高血压患者十分有益。

【降压宜忌人群】

宜	一般高血压人群均可食用，尤其适宜高血压伴高脂血症、糖尿病、心血管疾病、贫血、骨质疏松、甲状腺肿大、乳腺增生、水肿、肝硬化腹水等患者
忌	高血压伴甲亢患者忌食，孕妇少食

黄豆海带汤

材料 黄豆200克，水发海带30克，芹菜60克，盐、香油各适量。

做法

❶ 黄豆洗净，浸泡2小时；海带洗净，切丝；芹菜择洗干净，切段。

❷ 黄豆、海带丝先放入锅中煮汤，将熟时放入芹菜段，煮熟后放入少许盐调味，淋上香油即可。

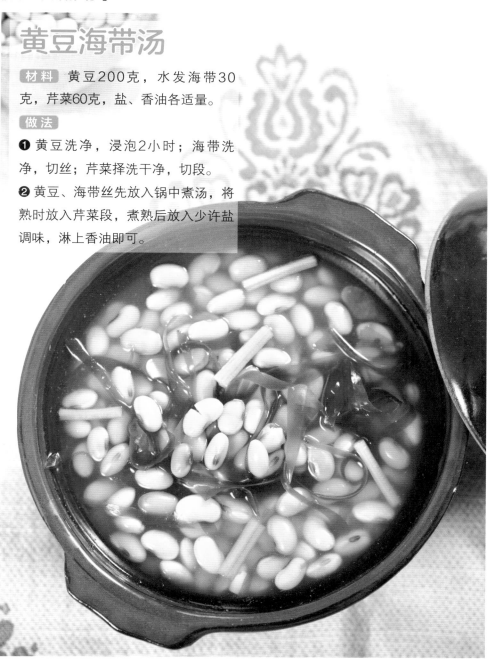

Tips: 海带不宜浸泡太久，以免损失过多的维生素。

牛瘦肉 ——排钠降脂，防止镉升高而诱发的高血压

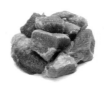

◦【降血压关键营养成分】◦

●**蛋白质**：牛瘦肉富含优质动物蛋白质，其氨基酸组成比猪肉更接近人体需要，能减少食物中钠的吸收，促进钠的排出，维持血压稳定。

●**烟酸**：牛瘦肉中富含烟酸，可降低血液中胆固醇的水平，扩张血管，降低血压。

◦【降血压这样吃最好】◦

✓ 高血压患者可以用牛瘦肉搭配芹菜、番茄、马铃薯、胡萝卜等食材炒、蒸、炖、涮、煲汤、煮粥。但要注意，牛瘦肉的纤维组织较粗，结缔组织又较多，应横切，将长纤维切断，否则不仅不易入味，还嚼不烂。

✗ 高血压患者尽量不要采用酱、烤、炸、腌等方法烹调牛瘦肉，以免摄入过多的盐及油脂。

◦【降压宜忌人群】◦

宜	一般高血压人群均可食用，尤其适宜高血压伴营养不良、缺铁性贫血、糖尿病、心脑血管病等患者
忌	儿童、老年人及消化功能弱的高血压患者少食；高血压伴感染性疾病、肝病、肾病患者慎食；伴疮疥、湿疹、痘痧、瘙痒等患者忌食

番茄马铃薯炖牛肉

> 材料 牛瘦肉1000克、马铃薯2个、番茄3个、洋葱1个、盐、姜片、植物油各适量。

> 做法

❶ 牛瘦肉洗净，切成块；马铃薯削皮，切成滚刀块；番茄开水烫去外皮，切成小块；洋葱去皮，切片。

❷ 牛瘦肉块入锅内煮沸，撇去浮沫，捞出，清水洗净，沥水。

❸ 热油锅，放入姜片，爆炒出香味，放入牛瘦肉块、马铃薯块，快速翻炒，倒入番茄块及适量水，大火烧开后改用中火，烧至牛肉松软、马铃薯散裂，放入洋葱片，撒入盐，大火收汁即可。

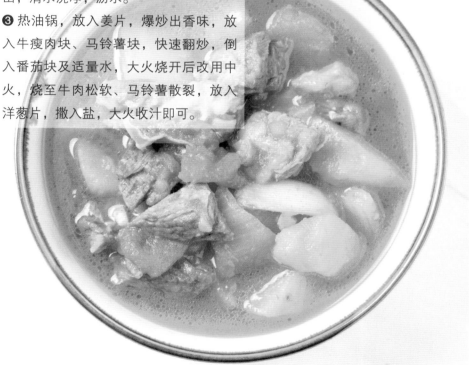

Tips: 炖牛肉时也可以放几个山楂，牛肉更容易软烂，有助消化。

羊瘦肉 ——增强体质，排钠降血压

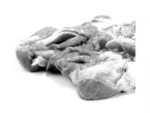

•【降血压关键营养成分】•

●**蛋白质**：羊瘦肉肉质细嫩，容易消化，且含有丰富的蛋白质，高血压患者常吃既能增强体质，又能辅助降压。

●**钾**：羊瘦肉中钾含量非常高，有助于人体内钠离子的代谢与排出，帮助降低血压。

●**锌**：羊瘦肉中锌元素含量高，能防止体内镉升高而诱发的高血压。

•【降血压这样吃最好】•

✓ 高血压患者可用羊瘦肉搭配白萝卜、山药、胡萝卜等食材炒、蒸、炖、涮、煲汤、煮粥等。羊肉具有独特的膻味，是因为其脂肪中含有苯酚，去掉肥肉、只吃瘦肉，膻味就会小很多。

✗ 高血压患者最好不要用爆、酱、烧、烤、炸等方法烹调羊肉，虽然更美味，但口味要重得多，容易摄入过多的盐及油脂。

•【降压宜忌人群】•

宜	一般高血压人群均可食用，尤其适宜高血压伴营养不良、体质虚弱、慢性肺病、咳喘等患者
忌	高血压伴发热、腹泻、肝病、感染性疾病患者忌食

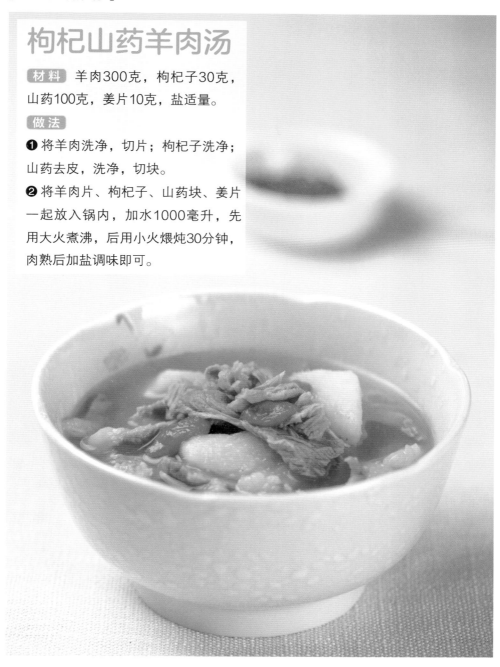

枸杞山药羊肉汤

材料 羊肉300克，枸杞子30克，山药100克，姜片10克，盐适量。

做法

❶ 将羊肉洗净，切片；枸杞子洗净；山药去皮，洗净，切块。

❷ 将羊肉片、枸杞子、山药块、姜片一起放入锅内，加水1000毫升，先用大火煮沸，后用小火煨炖30分钟，肉熟后加盐调味即可。

Tips: 羊肉中有很多筋膜，切丝之前应先将其剔除，否则煮熟后筋膜较硬，不易消化。

鸡肉 ——舒张血管，防止微血管出血

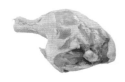

【降血压关键营养成分】

● **蛋白质**：鸡肉中富含优质蛋白质，尤其是鸡爪、鸡腿中含有大量胶原蛋白，有助于舒张血管，降低血压。

● **不饱和脂肪酸**：鸡肉的脂肪中含有较多的不饱和脂肪酸——亚油酸和亚麻酸，能够降低低密度脂蛋白胆固醇的含量，防止形成血栓。

【降血压这样吃最好】

✓ 高血压患者可以将鸡肉煮熟后搭配黄瓜、青椒、胡萝卜、豆芽等蔬菜凉拌，也可以用鸡肉炒、煮、炖、蒸、焖、煲汤等。

✕ 鸡皮、鸡翅等部位脂肪含量很高，最好不要食用。

✕ 高血压患者尽量不要吃烤鸡、炸鸡，因为鸡肉经过高温油炸、明火烘烤，不仅营养素被破坏、脂肪含量高，还滋生了致癌物质，对健康不利。

【降压宜忌人群】

宜	一般高血压人群均可食用，尤其适宜高血压伴营养不良、乏力疲劳、月经不调、贫血、心脑血管疾病、糖尿病、癌症等患者
忌	高血压伴肾病患者应少食，尿毒症患者忌食

天麻炖鸡汤

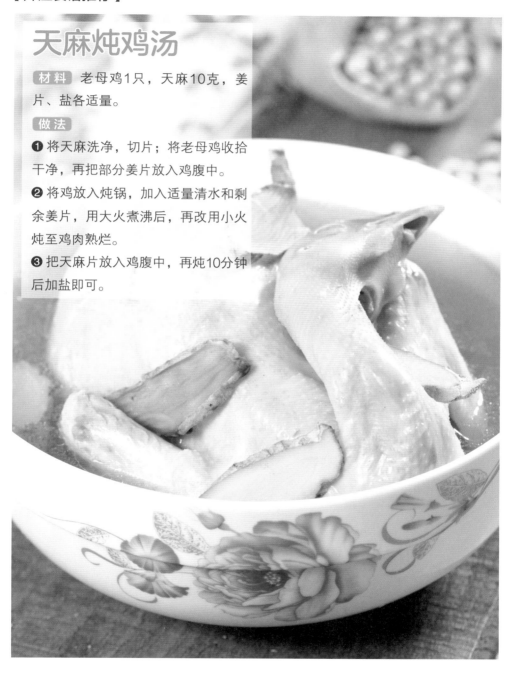

材料 老母鸡1只，天麻10克，姜片、盐各适量。

做法

❶ 将天麻洗净，切片；将老母鸡收拾干净，再把部分姜片放入鸡腹中。

❷ 将鸡放入炖锅，加入适量清水和剩余姜片，用大火煮沸后，再改用小火炖至鸡肉熟烂。

❸ 把天麻片放入鸡腹中，再炖10分钟后加盐即可。

Tips: 鸡肉的营养价值比鸡汤要高得多，因此要连汤带肉一起吃。

鸭肉 ——降低血脂，保护血管

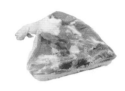

● **不饱和脂肪酸**：鸭肉中的脂肪多为不饱和脂肪酸，且各种脂肪酸的比例接近理想值，有降低胆固醇，预防动脉粥样硬化的作用，对稳定血压有益。

● **硒**：鸭肉中的硒元素含量很高，能保护血管壁，防止微血管出血，降低发生心脑血管事件的风险。

【降血压这样吃最好】

√ 鸭肉可以煮熟后凉拌，也可以搭配玉米、香菇、莲藕、冬瓜等食材炒、炖、焖、蒸、煲汤等。

√ 鸭肉的皮下脂肪比较多，为避免油腻，食用时可先把这部分脂肪剔除掉。

✕ 高血压患者尽量少吃烤鸭、酱鸭，以免摄入过多的脂肪和盐，不利于血压稳定。

【降压宜忌人群】

宜	一般高血压人群均可食用，尤其适宜高血压伴营养不良、体质虚弱、贫血、动脉粥样硬化、冠心病、水肿、小便不利等患者
忌	高血压伴腹泻的患者忌食

【降压食谱推荐】

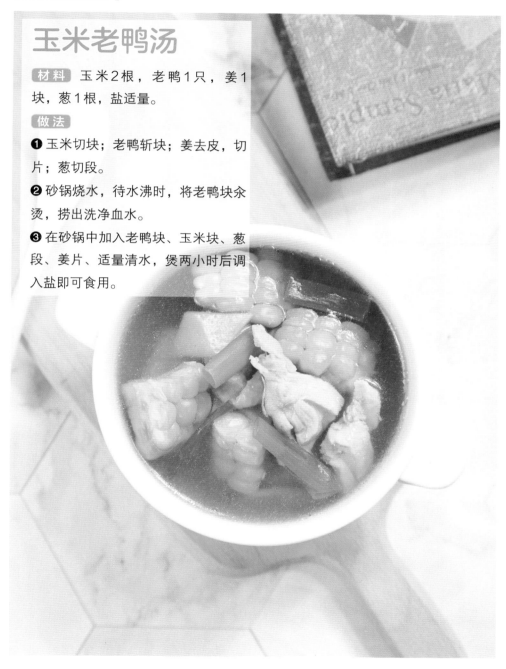

玉米老鸭汤

材料 玉米2根，老鸭1只，姜1块，葱1根，盐适量。

做法

❶ 玉米切块；老鸭斩块；姜去皮，切片；葱切段。

❷ 砂锅烧水，待水沸时，将老鸭块氽烫，捞出洗净血水。

❸ 在砂锅中加入老鸭块、玉米块、葱段、姜片、适量清水，煲两小时后调入盐即可食用。

Tips: 烹制鸭肉前，先将鸭肉在沸水中氽烫或煮至八分熟可以缩短上菜时间。

鸡蛋 —增强体质，保护血管，降压

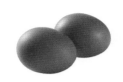

·【降血压关键营养成分】·

● **蛋白质**：鸡蛋含有丰富的优质蛋白，吸收率高达98%，极易被人体消化吸收，高血压患者食用既可补充营养，又有助降血压。

● **卵磷脂**：蛋黄中含有丰富的卵磷脂，能阻止胆固醇和脂肪在血管壁的沉积，防止动脉硬化。

·【降血压这样吃最好】·

√ 鸡蛋可直接煮熟食用，也可做荷包蛋、蒸鸡蛋羹、做蛋花汤，可最大程度保留鸡蛋中的营养。

√ 可用鸡蛋搭配番茄、洋葱、木耳、黄瓜等食材炒食，营养更为全面。

✗ 高血压患者每天吃1个鸡蛋即可，且尽量少用煎、炸等方法食用鸡蛋，以免摄入过多的油脂，不利于血压稳定。

✗ 不要生食鸡蛋，既不卫生，也不利于营养的消化吸收。

·【降压宜忌人群】·

宜	一般高血压人群均可食用，尤其适宜高血压伴营养不良、体质虚弱、妊娠、动脉硬化等患者
忌	高血压伴蛋白过敏、肾炎、胆囊炎等患者忌食

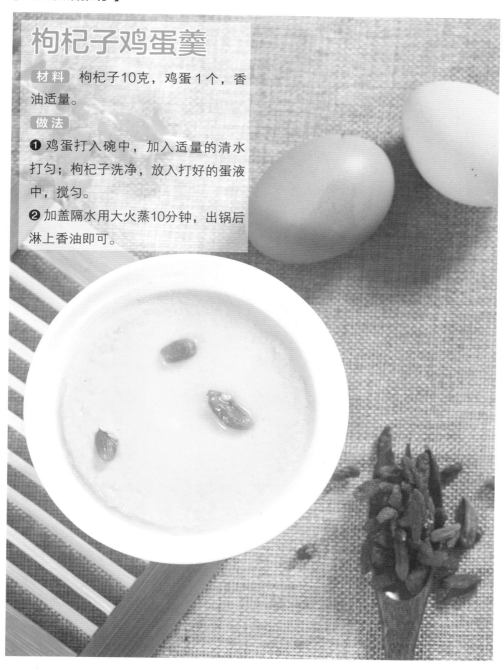

枸杞子鸡蛋羹

材料 枸杞子10克，鸡蛋1个，香油适量。

做法

❶ 鸡蛋打入碗中，加入适量的清水打匀；枸杞子洗净，放入打好的蛋液中，搅匀。

❷ 加盖隔水用大火蒸10分钟，出锅后淋上香油即可。

Tips: 如果容器没有盖子，可加盖保鲜膜，用牙签扎几个小孔。

牡蛎 ——维持血管弹性，防止因镉升高而诱发的高血压

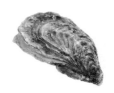

°【降血压关键营养成分】°

●**锌**：牡蛎中锌元素含量非常高，可降低体内镉的危害，并能防止因镉升高而诱发的高血压。

●**硒**：牡蛎中含有大量的硒，硒具有抗氧化作用，可清除体内的自由基，维持血管弹性，减小高血压患者发生心脑血管事件的风险。

°【降血压这样吃最好】°

✓ 蒸食：隔水蒸3分钟即可，用蒜泥、姜末、生抽制成料汁，蘸料汁食用，味道鲜美，营养丰富。

✓ 用牡蛎煮粥、煲汤或蒜烤，也是非常适合高血压患者的食用方法，但要注意不要久煮，以免影响口味，降低营养价值。

✓ 可以把牡蛎制成牡蛎粉，冷藏可以保存一个月。

✕ 高血压患者尽量不要生食牡蛎，因为牡蛎可能会带有一些寄生虫或细菌，如果处理不干净，容易引起腹泻。

°【降压宜忌人群】°

宜	一般高血压人群均可食用，尤其适宜高血压伴高脂血症、动脉硬化、冠心病、癌症、骨质疏松、皮肤干燥综合征等患者
忌	高血压伴痛风、遗精早泄、慢性腹泻、急慢性皮肤病患者忌食

牡蛎酸菜豆腐汤

材料 牡蛎粉10克，酸菜200克，豆腐100克，青菜50克，鸡汤600克，植物油、姜丝、盐各适量。

做法

❶ 豆腐洗净，切丁；酸菜、青菜分别洗净，切丝。

❷ 锅置火上，倒入植物油，放入姜丝炝锅，放入酸菜丝翻炒爆香。

❸ 倒入鸡汤，加牡蛎粉、豆腐丁、青菜丝，加盖煮沸，最后加盐调味即可。

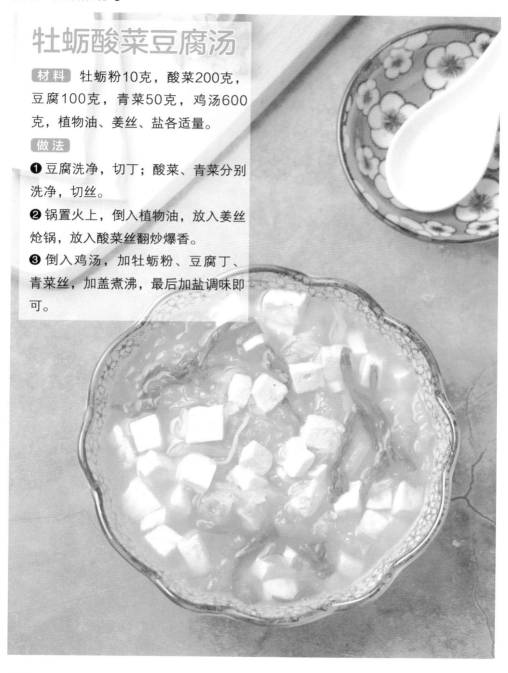

Tips: 如果用鲜牡蛎来做汤，同样要最后放牡蛎，煮5分钟即可。

鲫鱼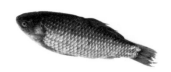
——保护血管健康，降低血压

【降血压关键营养成分】

●**蛋白质：**鲫鱼含有丰富的优质蛋白质，氨基酸的种类全面，易于消化吸收，既可补充营养，又能辅助降压。

●**不饱和脂肪酸：**鲫鱼的脂肪多由不饱和脂肪酸组成，主要为 ω−3 多不饱和脂肪酸，其中二十碳五烯酸（EPA）可降血脂、防治动脉粥样硬化，预防心脑血管疾病。

【降血压这样吃最好】

✓ 鲫鱼用来清蒸、煮汤最好，鲫鱼汤不但汤鲜味美，而且具有较强的滋补作用，适宜高血压患者经常食用。吃过鱼后，口里有味时，嚼上三五片茶叶，立刻口气清新。

✗ 红烧、干烧、煎炸等烹调方法会让食用者摄入大量的油脂，鲫鱼的营养价值也会大打折扣，因此不宜采用。

【降压宜忌人群】

宜	一般高血压人群均可食用，尤其适宜高血压伴食欲不振、高脂血症、冠心病、脑卒中、痔疮出血、慢性久痢、水肿、肝硬化腹水等患者食用
忌	高血压伴痛风、感冒发热者忌食

鲫鱼佛手枸杞汤

材料 净鲫鱼1条，佛手瓜200克，枸杞子、姜片各10克，香葱15克，植物油、盐各适量。

做法

❶ 鲫鱼洗净；佛手瓜洗净，切片；枸杞子洗净，用清水浸泡10分钟；香葱洗净，切段。

❷ 油锅烧热，放入鲫鱼煎至两面金黄，再放进砂锅，加冷水没过鲫鱼，开中火煮沸，撇去浮沫，放入姜片、香葱段、枸杞子，用小火炖40分钟。

❸ 放入佛手瓜片煮至熟，最后加盐调味即可。

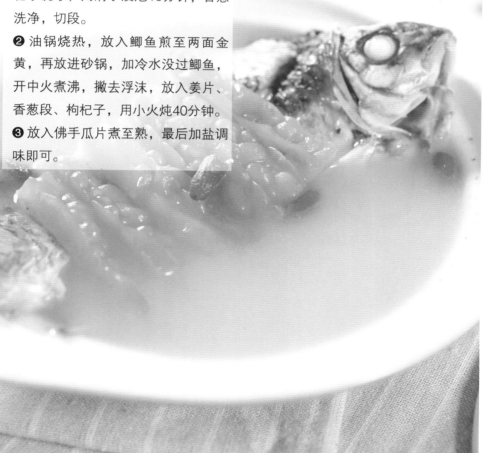

Tips: 鲫鱼汤可以用来煮面，不用再添加任何作料，汤面就会鲜美至极。

鲢鱼

——降低血脂，防止血栓，辅助降压

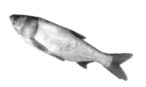

【降血压关键营养成分】

● **ω−3脂肪酸**：鲢鱼含有的ω−3脂肪酸属于多不饱和脂肪酸，包括亚麻酸、EPA（鱼油的主要成分）和DHA（俗称脑黄金），可降低血液中甘油三酯和胆固醇的含量，保护血管，防止血栓形成，降低血压。

● **钾、钙、硒、镁**：鲢鱼中这些有助于降低血压的矿物质含量都非常丰富，适宜高血压患者食用。

【降血压这样吃最好】

✓ 用清蒸、清炖、煮粥的方法烹制鲢鱼，既能保护ω−3脂肪酸不被严重破坏，又能体现出鲢鱼清淡、鲜香的特点。

✗ 红烧、干烧、烧烤、油炸、油浸等烹调方法不建议使用，因为会摄入大量的油脂，鲢鱼的清鲜口感及营养价值也会大打折扣。

【降压宜忌人群】

宜	一般高血压人群均可食用，尤其适宜高血压伴食欲减退、瘦弱乏力、高脂血症、心脑血管疾病、糖尿病、腹泻、水肿、皮肤干燥等患者
忌	高血压伴痛风、瘙痒性皮肤病、荨麻疹、癣病者应忌食

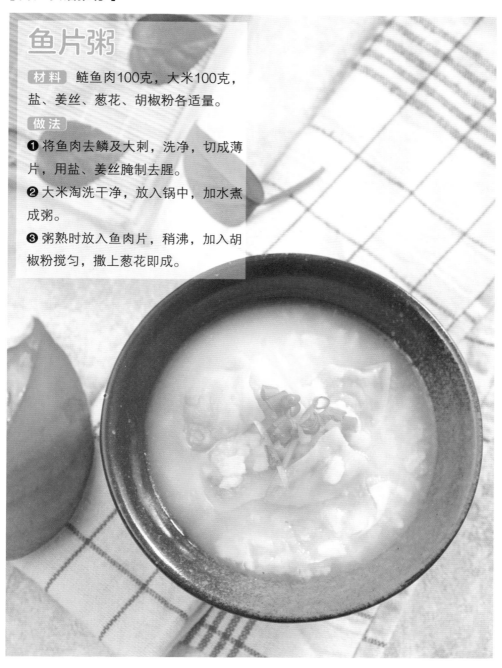

鱼片粥

材料 鲢鱼肉100克，大米100克，盐、姜丝、葱花、胡椒粉各适量。

做法

❶ 将鱼肉去鳞及大刺，洗净，切成薄片，用盐、姜丝腌制去腥。

❷ 大米淘洗干净，放入锅中，加水煮成粥。

❸ 粥熟时放入鱼肉片，稍沸，加入胡椒粉搅匀，撒上葱花即成。

Tips: 腌制鱼肉片的时候已放了盐，所以炖汤的时候就不必再放盐了。

海虾 ——排钠降脂，保护血管壁，预防动脉硬化

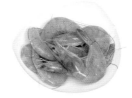

●**蛋白质**：海虾是高蛋白低脂肪的食物，蛋白质能减少食物中钠的吸收，促进钠的排出，维持血压稳定。

●**牛磺酸**：海虾中含有丰富的牛磺酸，可减少血液中胆固醇水平，防止动脉硬化、高血压及心肌梗死。

●**虾青素**：海虾中含有丰富的天然虾青素，有抗氧化、预防心脑血管疾病的作用。

○【降血压这样吃最好】○

√ 建议高血压患者采用白灼、蒸、涮、煮汤、炒等方法烹制海虾，这样虾肉最鲜嫩，美味可口，还可以保留更多的营养。

✕ 不建议采用椒盐、红烧、油焖、烧烤、油炸、香辣等制作方法，这样做出来的虾口味重，容易让食用者摄入过多的油脂、盐及辣椒，也会破坏虾的营养。

○【降压宜忌人群】○

宜	一般高血压人群均可食用，尤其适宜儿童、老年、妊娠高血压患者及高血压伴心血管病、身体虚弱、病后需要调养的患者
忌	高血压伴痛风、过敏性疾病、支气管炎及各种皮肤瘙痒症患者忌食

海虾炒韭黄

材料 海虾250克，韭黄100克，水淀粉、料酒、酱油、姜末、盐、植物油各适量。

做法

❶ 海虾去壳、虾线，洗净，加入水淀粉抓匀；韭黄洗净，切段。

❷ 热油锅，下虾肉，倒入料酒、酱油、姜末，快速翻炒至八分熟，装盘。

❸ 炒锅洗净，油热后倒入韭黄，煸炒片刻，倒入虾肉炒熟，加盐调味即可。

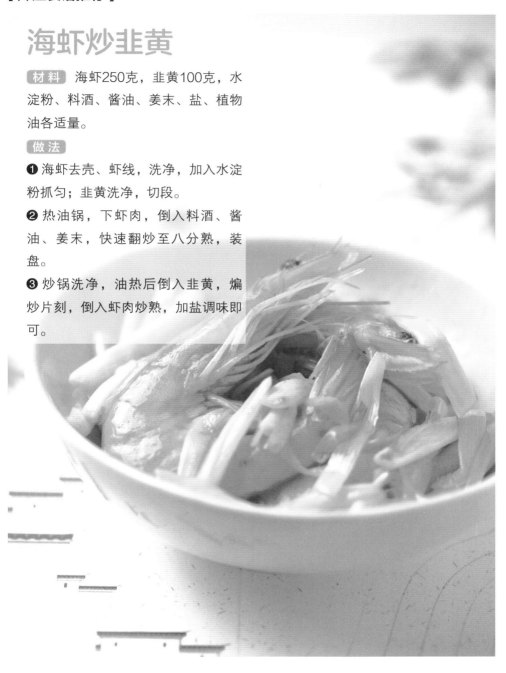

Tips: 去虾线时，用牙签从虾的第三个关节处戳进去，就能够轻松地把虾线挑出来了。

核桃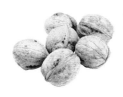
——保护血管，调节血压

◦【降血压关键营养成分】◦

●**亚麻酸：** 核桃中含有大量的亚麻酸，能够去除附着于血管壁上的胆固醇，保护血管。

●**维生素E：** 核桃富含维生素E，能预防胆固醇堵塞血管，清除体内垃圾，改善血液循环。

●**钾：** 核桃中钾含量很高，能促进钠的代谢与排出，起到降低血压的作用。

◦【降血压这样吃最好】◦

√ 核桃去壳后可直接食用，但注意核桃脂肪含量高，一次不要吃得太多，否则会影响消化。

√ 核桃可入菜，与蛋类、蔬果类、海产品等食材一起做成营养美味的菜肴。

√ 核桃可用豆浆机打成核桃汁饮用，或者与其他谷物、豆类、红枣等搭配打成五谷豆浆，营养更为丰富。

◦【降压宜忌人群】◦

宜	高血压伴高脂血症、冠心病、脑卒中、阿尔茨海默病、便秘、癌症等患者
忌	高血压伴腹泻、咳嗽者忌食

126

百合莲子核桃粥

材料 干百合、莲子、核桃仁各25克，枸杞子15克，黑芝麻、黑豆各30克，大米100克。

做法

❶ 将干百合、莲子、黑豆分别洗净，用清水泡软。

❷ 大米淘洗干净，与其他原料一起放入锅中，加水煮成粥即可。

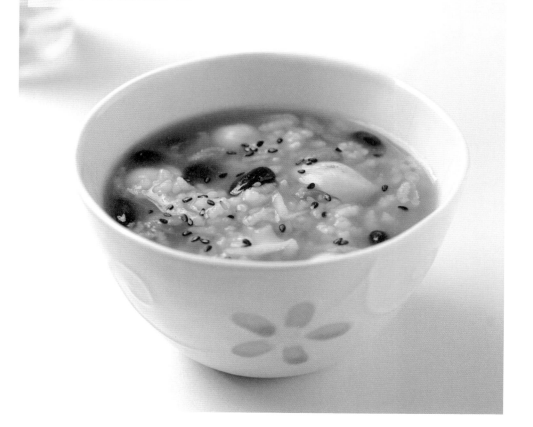

Tips: 食用时为保存营养，不宜剥掉核桃仁表面的褐色薄皮。

莲子 ——扩张血管，促进钠排出

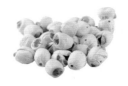

○【降血压关键营养成分】○

●**钾**：莲子中钾含量非常高，能维持体内钾钠平衡，促进钠的代谢与排出，降低血压。

●**钙、镁**：莲子中的钙可扩张血管，镁则可以协助扩张动脉血管，降低血压，防止动脉硬化。

●**生物碱**：莲心中含有莲心碱、异莲心碱等多种生物碱，具有显著的强心作用，可使周围血管扩张，降低血压。

【降血压这样吃最好】

✓ 鲜莲子可直接生食。

✓ 干莲子可以搭配百合、银耳、山药、桂圆、薏米等食材煮粥、煮羹、煲汤、入菜，使营养互补。

✗ 蜜饯、冰糖莲子等方法不建议采用，以免摄入过多的糖分，对稳定血压不利。

【降压宜忌人群】

宜	一般高血压人群均可食用，尤其适宜老年高血压患者及高血压伴体质虚弱、心慌、失眠多梦、慢性腹泻、癌症、遗精、滑精等患者
忌	高血压伴腹胀、便秘者忌食

【 降压食谱推荐 】

玉米须莲子羹

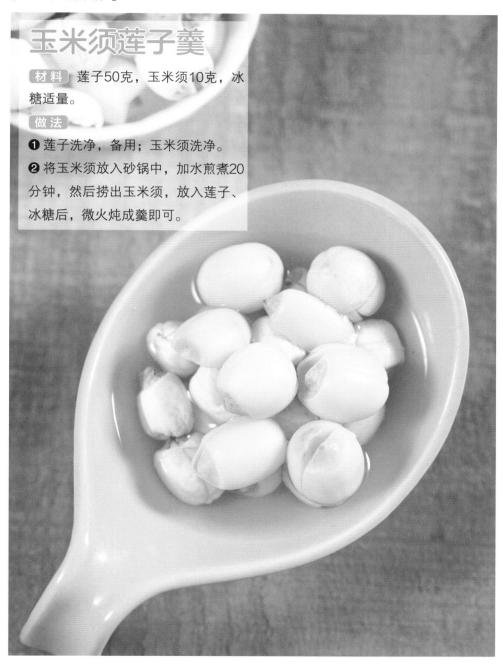

材料 莲子50克，玉米须10克，冰糖适量。

做法

❶ 莲子洗净，备用；玉米须洗净。

❷ 将玉米须放入砂锅中，加水煎煮20分钟，然后捞出玉米须，放入莲子、冰糖后，微火炖成羹即可。

Tips: 虽然莲心有些苦，但富含生物碱，所以不要丢掉哦！

菊花茶 ——扩张冠状动脉，防止动脉硬化

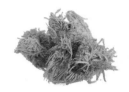

【降血压关键营养成分】

●钙：菊花茶中富含钙，可显著扩张冠状动脉、增强冠脉流量，促进钠排出，降低血压。

●镁：菊花茶中的镁元素非常丰富，能维持正常心肌功能，同时可协助降低血压，防止动脉硬化。

●烟酸：菊花茶中烟酸含量很高，可有效降低血液中胆固醇和甘油三酯的水平，防止动脉粥样硬化，同时还能扩张血管，起到降压作用。

【降血压这样吃最好】

（√）高血压患者用菊花泡水喝，既能补水，又能辅助降血压。

（√）菊花也可以搭配枸杞子、大米、肉类等食材用来入菜、煮粥或者煲汤，同样能起到辅助降压的作用。

（✕）高血压伴血糖偏高或糖尿病的患者在喝菊花茶的时候不宜加糖。

【降压宜忌人群】

宜	一般高血压人群均可食用，尤其适宜高血压伴眼病、肝病、心脑血管疾病、中暑等患者
忌	高血压伴腹泻、过敏性结膜炎等患者忌食

【降压食谱推荐】

薄荷菊花茶

材料 薄荷叶10克，菊花5克。

做法

将薄荷叶、菊花一起放入保温杯中，
冲入沸水，加盖等待5~10分钟，代
茶饮。

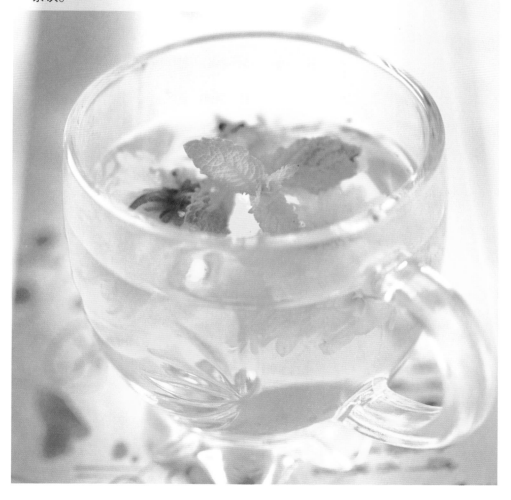

Tips: 菊花茶要尽快喝完，时间长了，菊花茶会因氧化变绿，就不能饮用
了。

牛奶 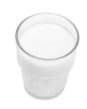——扩张血管，稳定情绪，辅助降压

·【降血压关键营养成分】·

● **蛋白质**：牛奶富含蛋白质及人体生长发育所必需的全部氨基酸，消化率可高达98%，既可增强体质，又能辅助降压。

● **钙**：牛奶中含有丰富的活性钙，吸收率高达98%，可调节体内钙的代谢，协助扩张血管，降低血压。

● **泛酸（维生素B$_5$）**：牛奶中含有较多的泛酸，工作压力较大、情绪低落的高血压患者饮用后，有助于心情愉悦，帮助稳定血压。

·【降血压这样吃最好】·

✓ 牛奶直接饮用就很好，但要注意不要空腹喝牛奶，最好搭配馒头、米饭、面包等含淀粉的食物同食，以延长牛奶在胃中的停留时间，使蛋白质能够更好地被消化吸收。

✓ 牛奶也可与木瓜、猕猴桃、火龙果、燕麦等食材搭配煮粥、做菜、煲汤、做奶茶、做布丁、做酸奶或奶酪等。

·【降压宜忌人群】·

宜	一般高血压人群均可食用，尤其适宜儿童、老年高血压患者，或高血压伴营养不良、胃及十二指肠溃疡、便秘、抑郁、失眠等患者
忌	高血压伴牛奶过敏、乳糖酸缺乏症、胆囊炎、胰腺炎、反流性食管炎肠道易激综合症等患者忌食

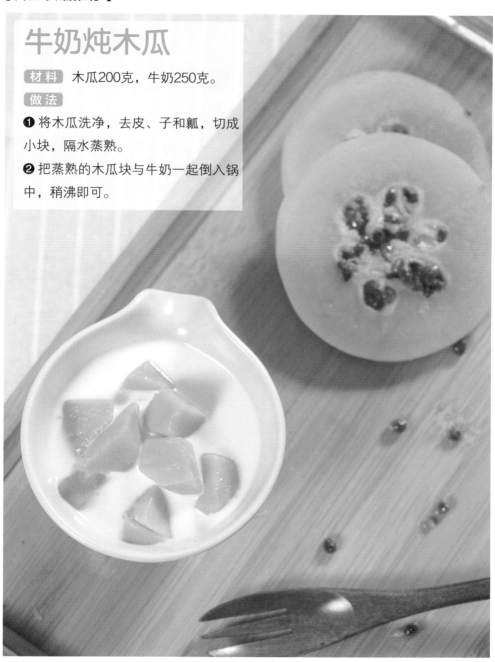

牛奶炖木瓜

材料 木瓜200克，牛奶250克。

做法

❶ 将木瓜洗净，去皮、子和瓤，切成小块，隔水蒸熟。

❷ 把蒸熟的木瓜块与牛奶一起倒入锅中，稍沸即可。

Tips: 牛奶以初沸为度，不宜久煮，否则会破坏牛奶中的乳糖和维生素，降低营养价值。

第五，安排好日常饮食

1.一日三餐怎么吃对稳定血压最好

以患者张先生为例：50岁，身高175厘米，体重85千克，中学教师，高血压病史一年，无并发症。他每天应该怎么安排膳食呢？

先算出标准体重和体重指数

张先生的标准体重=身高（厘米）–105=175–105=70千克

张先生的体重指数=体重（千克）÷[身高（米）]^2=85÷（1.75）^{2}=27.8

对照下表，他的体重是超重了，而且已经接近肥胖。

中国成年人体重指数标准			
消瘦	正常	超重	肥胖
<18	18.5~23.9	24~27.9	≥28

根据体力劳动强度判断所需的热量

体力劳动强度分级	职业描述	每日每千克体重所需热量（千卡）
极轻	以坐着为主的工作，如文员、秘书、会计等	30~35
轻	以站着或少量走动为主的工作，如教师、售货员等	35~40
中等	司机、粉刷工、除草和采摘等工作，及一般人的日常活动	40~45
重	搬重物、挖掘、体育运动、非机械化农业劳动等	45~50
极重	高强度的挖掘、搬运工作，如装卸工、伐木、矿工等	50~55

注：1千卡≈4186焦耳。

根据上表，张先生是教师，劳动强度属于轻体力劳动，对应的热量供给值是35~40千卡。但因为张先生已经超重，需要减少热量摄入、控制体重，可以将所需热量降低一档，为30~35千卡。

134

计算出每日所需总热量后分配到三餐中

每日所需总热量=标准体重（千克）×每日每千克体重所需的热量（千卡）=70×（30~35）=2100~2450千卡

我们一般取中间值，大约2275千卡，为计算方便可以简化为2200千卡，这就是张先生每天所需的总热量。

这2200千卡怎么分配到三餐里呢？根据营养学会的研究，健康人群早餐提供的能量应占全天总能量的30%~40%，午餐占40%~50%，晚餐占20%~30%。高血压患者也可以按照这个比例来分配三餐。

具体各类食物要吃多少克，计算起来也比较麻烦，这里给大家提供一个参考数据，可以根据自己每天需要的总热量来安排饮食。

各类食物的参考摄入量(克／天)			
食物	低能量 （1800千卡）	中等能量 （2400千卡）	高能量 （2800千卡）
谷类	300	400	500
肉、禽	50	75	100
蔬菜	400	450	500
水果	100	150	200
蛋类	25	40	50
鱼虾	50	50	50
豆类及豆制品	50	50	50
奶类及奶制品	100	100	100
油脂	25	25	25

比如张先生每天所需热量约为2200千卡，处于低能量和中能量之间，那他每天需要进食的各类食物数量也就处于相应数值之间，比如谷类，他每天大约吃350克就够了。这350克主食分配到三餐中，按3∶4∶3的比例计算，则早餐可以吃主食105克，午餐吃140克，晚餐吃105克。当然，这都是大概的数据，可以根据实际情况灵活调整。

2.合理补水，减少血压升高的风险

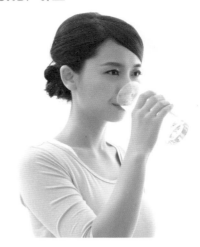

补水对高血压来说是非常重要的，因为血液中大部分物质都是水分，如果喝水过少，会导致血液黏稠度增加，容易形成血栓，增加高血压患者患心脑血管病的风险。另外，喝水少还容易导致便秘，在排便过程中会导致血压升高，甚至有引起血管破裂的风险。所以，高血压患者一定要注意补充足够的水分。

每天应该喝多少水

一般来说，健康成年人每天需要2500毫升左右的水，除去食物提供的水分，男性的饮水量应达到1700毫升，女性1500毫升。高血压患者也可以按照这个标准补水。

注意啦!

水的需要量会受代谢情况、年龄、体力活动、温度、膳食等因素的影响，所以，在高温、体力劳动较大、运动出汗后等条件下，应适当增加喝水的量。

喝什么样的水

高血压患者最好饮用硬水，即硬度为16~30度的水，如深井水、深岩泉水等，其中含有较多的钙、镁等多种矿物质，有助于预防血压的升高，维持血压稳定。但如果条件不允许，那就喝白开水。

白开水也是非常符合人体需要的饮用水，在煮沸的过程中杀死了致病菌，保留了钙、镁、磷等对人体有益的常量元素和微量元素。同时，白开水也最容易被身体吸收，可以促进新陈代谢，调节体温。可以说，又健康又经济实用。

注意啦!

咖啡、可乐等碳酸饮料，果粒橙、冰红茶等含糖量高的饮料等，最好都不要喝，鲜榨果汁可以喝，但不要超过每天饮水量的1/5。

如何科学补水

1.高血压患者要喝温水，不能喝过热或过冷的水，过热的水容易烫伤消化道黏膜，而过冷的水则强烈刺激胃肠道，造成胃肠功能紊乱。

2.喝水应少量多次地喝，每次200毫升（1杯）左右，不能一次大量喝水，以免血容量迅速增加，心脏负担突然加重，导致心肺功能异常或急性水中毒。

3.喝水时间应分散，特别是在晨起后、运动后、临睡前都要喝一杯水，而上午和下午可每隔1小时喝一些水。

最重要的三个补水时间	
晨起后	喝一杯水可以帮助稀释血液，降低血液黏稠度，促进血液通畅，减少发生脑血栓和心肌梗死的风险
运动后	喝一杯水可补充运动时损失的水分，促进血液循环，预防心脑血管疾病的发生
临睡前	喝一杯水，可以避免夜间缺水，预防夜间血液黏稠度增加。需要注意的是，夜尿频多的患者应适当控制晚间饮水量，以免影响睡眠

4.补水要主动，不要感觉到口渴时再喝水。如果觉得口渴了，那就表示体内已经缺水了，这样不利于血压稳定。

5.高血压并发肾功能减退的患者，不宜摄入过多水分，以不渴为基本原则。因为当肾脏衰竭且排尿减少时，水分会储存在体内，使心脏和血管负荷增加，造成全身水肿等情况。

如何判断补水量够不够

高血压患者可根据尿液颜色来判断补水量是否足够，正常人的尿液通常呈浅黄色，如果尿液颜色偏深、尿液气味较重，则说明补水量不够，需要再多喝些水。不过，尿液的颜色跟服药、疾病等也有关系，所以高血压患者要根据自己的身体情况来估量自己的饮水够不够，如果自己不好判断，可以咨询医生。

3.高血压患者在外面吃饭应该注意些什么

　　高血压患者应该尽量减少外出用餐次数，少吃外卖，因为餐馆中的菜品用油量大，口味重，而且不能保证是正品食用油。所以，尽量少在外面吃饭，即使在外用餐，也需要特别注意。

在外就餐宜选
✓ 多吃蔬菜，尤其是绿叶菜
✓ 首选凉拌蔬菜和清蒸的菜品，用盐和油比较少，营养成分保留较多
✓ 急火快炒的炒菜，可保留较多的营养成分
✓ 馒头、米饭等不含油、盐的主食
✓ 饮品宜选清茶或白开水

在外就餐少吃或不吃
✗ 开胃汤、菜汤、火锅汤等
✗ 经过油炸再烹制的菜品，如干锅马铃薯片、鱼香茄子等
✗ 粉蒸肉、扣肉等比较肥腻的菜
✗ 炖煮的菜，如水煮鱼等，用油、盐较多，营养成分损失也较多
✗ 汉堡、比萨、盖浇饭、方便面、面条等含脂肪和盐都比较多的快餐
✗ 腌制的蔬菜或腌制、熏制的各种熟食等
✗ 味道辛辣的食物
✗ 油条、油饼、葱花饼、炒饭等油、盐多主食
✗ 各种酒、饮料、浓茶

🍽 4.春季饮食方案

春季气温早晚温差大，容易造成血压波动。且春季多风、干燥，极易使人缺水，使血压黏稠度增加，发生血栓和心脑血管疾病。所以，高血压患者在春季饮食上要特别注意。

✎ 饮食原则

● 饮食要清淡，限盐、限酒，不要吃肥甘厚味、生冷油腻和辛辣刺激的食物。

● 适当多吃些应季新鲜蔬菜，如韭菜、菠菜、荠菜、春笋、香椿等，可以补充维生素和矿物质，对稳定血压有帮助。

● 在春季多吃些时令水果，如草莓、樱桃、桑葚等，能补充人体所需的水分和各种营养素。

● 一定要多喝水，特别是晨起、睡前和运动后，要及时补充水分，以增强血液循环，稳定血压，防止血栓形成。

【推荐食谱】—— 虾肉炒韭菜

【材料】 韭菜250克，虾肉50克，植物油、盐各适量。

【做法】

❶ 韭菜择洗干净，切段；虾肉用水泡软，洗净。

❷ 油锅烧热，放入韭菜段和虾肉同炒，炒熟后加盐调味即可。

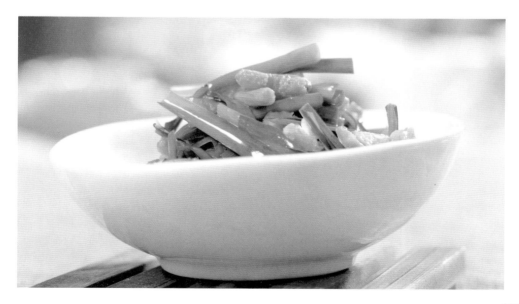

5.夏季饮食方案

夏季气温升高，出汗多，血液黏稠度增加，容易形成血栓。有些患者会因为暑热潮湿而影响睡眠质量，而且由于天气炎热，人的消化功能会减弱，食欲也会差一些，这些因素都容易引起血压波动。所以，高血压患者在夏季的饮食要注意调整，以稳定血压，平稳地度过炎炎夏日。

饮食原则

● 饮食宜清淡爽口、有营养、易消化，少食辛辣、黏腻、肥甘厚味的食物。

● 适当多吃些清热解暑的食物，如苦瓜、西瓜、绿豆等。

● 多吃些应季的新鲜蔬果，在制作菜肴的时候多加一点醋，可以增强食欲。

● 冷饮、冰镇食物不要吃，以免刺激肠胃。

● 注意饮食卫生，不食用腐败变质的食物，预防传染病。

【推荐食谱】—— 红绿豆汤

材料 红豆、绿豆各50克，粳米100克。

做法

❶ 将红豆、绿豆分别洗净，沥干水分，倒入锅内，加入适量清水，没过豆子2厘米即可。

❷ 大火煮开后改用中火，加入粳米继续煮约20分钟，待材料软烂即可。

● 用法：空腹温服，每日1次。

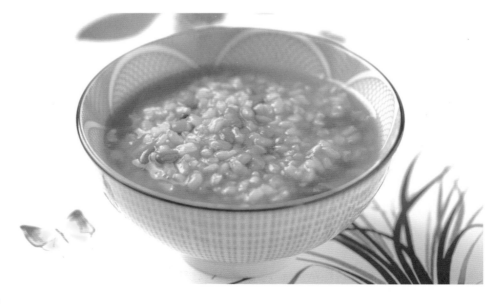

6.秋季饮食方案

秋季气候干燥，极易使身体缺水；外界温度变化大导致血压不稳。所以，高血压患者在秋季的饮食重点就是要清淡、滋润，防止秋燥。

饮食原则

● 饮食宜清淡，少吃肥甘厚腻、辛辣、甜黏之品。

● 控制食量，忌暴饮暴食。

● 多喝水，或喝一些清淡花茶，有助防止秋燥，降低血液黏稠度。

● 适当多吃一些滋润的应季蔬果，如冬瓜、萝卜、番茄、莲藕、梨、猕猴桃、柚子、山楂、苹果、香蕉、柑橘等，补充维生素、矿物质，帮助稳定血压。

● 应以清补为主，多吃一些营养丰富，又有降压作用的食物，如山药、莲子、银耳、百合等，以增强体质。

【推荐食谱】—— 梨藕汁

材料 梨1个，新鲜莲藕100克。

做法

❶ 梨去皮、核，切小块；莲藕去皮，切小块。

❷ 梨块和莲藕块一起放入榨汁机，加入适量白开水，榨汁后过滤一下即可饮用。

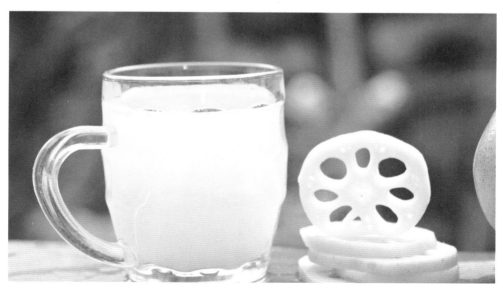

7.冬季饮食方案

冬季气候寒冷，刺激血管收缩，容易导致血压升高，是发生心脑血管病的高发季节。但好在冬季人的食欲会变得好起来，所以，建议高血压患者在冬季的饮食要滋补一些，以平稳降压，顺利过冬。

饮食原则

● 饮食要有规律、有节制，每餐吃七分饱即可，尤其是晚餐要少吃，以免加重胃肠负担，影响血压稳定。

● 饮食以清补为主，少吃辛辣、高盐、高糖、高脂肪的食物，忌随意服用卵磷脂、深海鱼油、野山参、白参等营养品和药物。

● 多吃富含优质蛋白质和钙的食物，如鱼类、禽类、畜瘦肉、大豆及豆制品、奶等，以增强机体的抗病能力。

● 多吃新鲜果蔬，及时补充水分，防止便秘。

● 吃火锅的时候注意选清汤锅底，多选蔬菜和畜瘦肉，少用蘸料。

【推荐食谱】—— 羊肉粥

材料 羊肉100克，大米50克。

做法

❶ 将羊肉洗净，切片，焯水。

❷ 将大米淘洗干净，放入锅中加水煮粥，粥将熟时放入羊肉片，再同煮片刻即可。

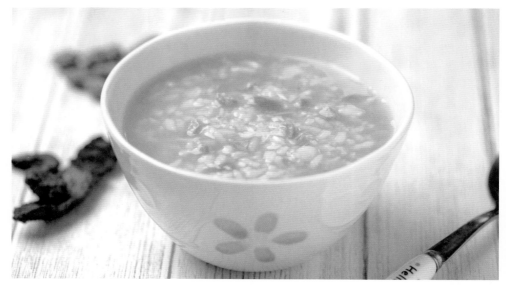

第四章

有效控压、稳定降压的运动处方

生命在于运动，科学合理的运动不仅能提高人体的新陈代谢，促进血液循环，增强各器官的功能，还是预防和治疗高血压的有效手段之一。但是，选择什么样的运动方式、什么时候运动、运动量的大小等问题，很多高血压患者却并不清楚。为此，本章对这些问题专门进行了详细讲解，希望大家能够通过科学合理的运动，达到最佳的降压效果。

第一，运动协助降低血压

流行病学研究显示，规律的有氧运动有益于高血压的预防和治疗。从多年的临床观察中，不难发现凡是坚持运动的患者，血压控制起来比较容易，而那些不爱运动的患者，血压就经常出现波动，而且更容易出现心、脑、肾等靶器官损害和并发症。所以，建议确诊的高血压患者，在血压控制较好的情况下，坚持一定的有氧运动，能有效地帮助降低血压、稳定血压。

1.什么是有氧运动

有氧运动是指人体在氧气充分供应的情况下进行体育锻炼，机体能量的供应主要来源于糖的有氧代谢。

● **运动特点**：运动强度低、富有韵律性、持续时间较长（每次 30 分钟以上）。

● **运动项目**：散步、快步走、慢跑、走跑交替、骑自行车、游泳、瑜伽、健身操、太极拳等都属于有氧运动。

2.为什么运动能够降低血压

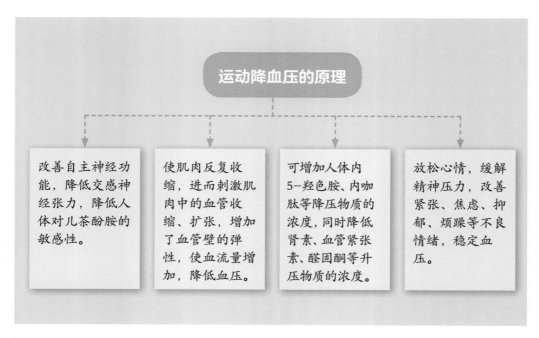

运动降血压的原理

| 改善自主神经功能，降低交感神经张力，降低人体对儿茶酚胺的敏感性。 | 使肌肉反复收缩，进而刺激肌肉中的血管收缩、扩张，增加了血管壁的弹性，使血流量增加，降低血压。 | 可增加人体内5-羟色胺、内咖肽等降压物质的浓度，同时降低肾素、血管紧张素、醛固酮等升压物质的浓度。 | 放松心情，缓解精神压力，改善紧张、焦虑、抑郁、烦躁等不良情绪，稳定血压。 |

第二，能不能运动，怎么运动，要看自己的身体条件

门诊时，经常有患者反映，不知道怎么运动，也不知道什么样的运动方式才能达到较好的降压效果。其实，这个问题没有统一的标准答案，因为高血压患者能不能运动，怎么运动，得看自己的实际情况。比如血压水平的高低、有无基础疾病、年龄大小、身体素质如何、生活环境怎样等等，这些都会影响高血压患者运动方式的选择。一般在血压稳定、控制比较好的情况下，大家可以这样来选择运动方式：

患者情况	运动建议	可选择的运动方式
高血压前期、1级高血压或身体素质好的中青年患者	除正常进行日常工作外，运动量可较大一些，参加一些耐力运动，但应量力而行，循序渐进，以运动后无心慌气短，血压平稳为宜	快步走、慢跑、走跑交替、游泳、打球、爬山、骑自行车、爬楼梯、健身操等
2级高血压，且无心、脑、肾等疾病并发症	仍可进行一般的日常工作，但体力活动不应超过中等强度，并注意劳逸结合，切勿劳累	中速步行、慢中速骑自行车、打太极拳、五禽戏、拍打操、甩手操、踮脚尖等
2级高血压，有心、脑、肾等疾病并发症；血压控制较好的3级高血压或老年高血压患者	适当控制运动量，以运动量中小、放松、节律较慢、身体能够接受为原则，切忌进行搬运重物、举重等体力活动	步行、打太极拳、手指操、健身球、垂钓等

注意啦！

以下情况暂时停止身体锻炼

1. 血压突然或明显升高（高于180/110mmHg），同时伴有或不伴有进行性心、脑、肾等器官功能不全的表现。

2. 病情不稳定的3级高血压（重度）。

3. 其他严重并发症，如严重心律失常、心动过速、脑血管痉挛、心衰、不稳定性心绞痛。

4. 运动中血压过度增高，即血压高于220/110mmHg。

第三，高血压患者运动时应注意的问题

虽说运动有助于控制高血压，但是高血压患者毕竟不同于健康人，所以，在运动中有一些注意事项要了解，以保证安全、有效地运动，避免发生意外。

1.运动地点要安全

高血压患者进行运动锻炼时要选择适宜的地点，如小区里宽敞的广场、公园、学校操场、林间小路或河边等，要保证空气新鲜、道路平整、花草植物多。尽量不要在街道或马路边运动，既不安全，空气也不好。

2.穿着适宜

● **衣着**：要宽松、舒适、透气、吸汗，同时需根据天气变化，增减衣物。
● **鞋子**：穿轻便的软底鞋或有气垫的运动鞋，不要穿高跟鞋或皮鞋。
● **配饰**：夏天戴上遮阳帽、遮阳镜，做好防晒；冬天戴好棉帽、围巾、手套等，避免受寒。

不宜在早上锻炼	不宜空腹运动	不宜饱腹运动
血压有晨峰现象，且早上天气较凉，血管容易收缩，容易形成血栓。最好定在上午9~10点或下午4点左右。夏季要避开高温时段。	如果空腹运动，很容易发生头晕、心慌、面色苍白、出冷汗、手脚无力等低血糖现象，既达不到运动效果，还有风险。	刚吃饱就运动的话，容易影响胃肠的消化与吸收，导致恶心、呕吐、胃痛、溃疡等一些胃病。所以，应在饭后1~2小时后再开始运动。

3.运动要适度

运动量，也就是运动强度，是指运动对人体生理刺激的程度，对高血压患者来说，中等强度的运动对于控制血压的效果最好，也最安全。那如何判断运动强度呢？通常有两个指标：最大心率（220－年龄）的百分数和自觉疲劳程度。所以，高血压患者可以结合这两方面来找到适合自己的运动量。

运动强度	相当于最大心率百分数（%）	自觉疲劳程度
低强度	40~60	疲劳感较轻；运动后不出汗，也不觉得热；脉搏没有明显变化；自我感觉比较轻松
中强度	60~70	感觉有点累；心情比较轻松愉快；适度出汗；肌肉有点酸胀不适；食欲与睡眠都比较好；第二天的精神状态特别好
高强度	71~85	感觉累、乏力；运动时有点吃力，但还能坚持到运动结束；肌肉酸痛感明显
极高强度	>85	感觉非常累，非常吃力；胸闷，心慌，气短，不能坚持到运动结束；饮食、睡眠都受到了影响

4.运动频次和时间

运动频次和每次运动时间的长短，要根据高血压患者的实际情况来定，循序渐进，逐渐延长运动时间。一般情况下，每周进行有氧运动3~5次，每次30~40分钟，对维持血压稳定最有利。如果每周运动低于2次，则效果不明显。

5.按照运动的三个阶段进行

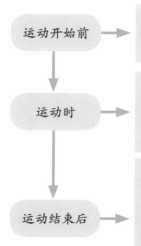

运动开始前 → 先进行5~10分钟的轻度热身活动，比如活动四肢、关节，做做腿部拉伸等，让身体逐渐进入运动状态，避免因突然运动而受伤。

运动时 → 坚持20~30分钟的有氧运动。
适当补充一些水分，不要感觉到干燥口渴再喝水。
避免出现憋气、急停急起、弯腰低头（头的位置不要低于心脏水平）等动作。

运动结束后 → 逐渐减少用力，让身体逐渐放松下来，大概需要5分钟，切记不要立即停下，坐下休息或躺倒。
及时擦汗、更换衣物，避免着凉。
及时补水，要小口小口地慢慢喝，不要感觉一次喝很多。
如果出汗比较多，需待心率恢复正常，汗也收干，再进行温水淋浴，忌马上洗冷水澡或热水澡。

第四，这些中等强度的户外有氧运动可以常做

步行

步行是最简单、安全的有氧运动，看似只锻炼了腰和腿，其实促进了全身的协调性和血液循环。步行还可以愉悦情志，舒畅心情，从而帮助稳定血压。

步行的正确方法

1.开始步行之前，要先适当地活动一下肢体、关节，调匀呼吸后再从容展步。

2.步行的正确姿势：挺胸抬头，两眼平视前方，肩部放松，腹部微收，腰部伸直，两臂两腿自然摆动，协调一致。迈步时，要按先脚跟再脚掌最后脚趾的顺序着地，脚趾着地时，要用力抓地。

运动时间、速度和强度

●**运动时间：**开始每天步行20~30分钟即可，以后逐渐延长到1小时。

●**步行速度：**高血压患者要根据自己的身体情况，决定步行的速度，不宜强求。

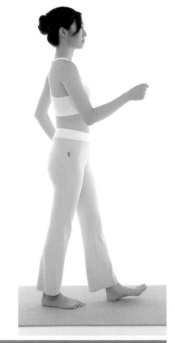

快步走方式	速度（每分钟）	适宜人群
慢速	每分钟90~100步	老年高血压，或伴痛风、冠心病、脑卒中后遗症、轻度肾病等患者
中速	每分钟110~115步	轻中度高血压伴慢性气管炎、肺气肿、肥胖、脂肪肝、高脂血症等患者
快速	每分钟120步以上	轻度高血压且年轻、身体强健者

慢跑

慢跑属于中等强度的有氧运动，适用于高血压轻症患者，可以促进全身的血液循环，使心脏和血管得到良性刺激，锻炼心肺功能。

慢跑方法

1.慢跑前：穿着宽松、舒适，做3~5分钟的热身运动，如做一些拉伸动作，活动一下脚、踝、膝关节等。

2.慢跑的正确姿势：全身放松，上身稍向前倾，双手微微握拳，上臂与前臂弯曲成直角，双臂自然前后摆动；两脚轻轻落地，应前脚掌先落地。

3.慢跑结束前：先减慢速度，切忌突然停下来或坐下休息。

4.慢跑结束后：及时地补充水分、擦汗等，做一些放松运动；如要洗澡，可在休息15分钟之后进行。

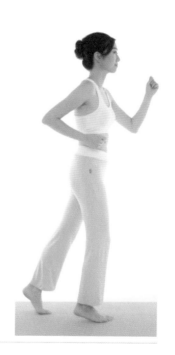

慢跑的时间和速度

高血压患者应根据自己的身体情况灵活掌握慢跑的速度和时间，要量力而行，开始时可由步行慢慢过渡到慢跑，跑一段路程后，再走一段路程，交替进行，待体力增加后，再坚持慢跑。

心 率	控制在110~120次/分，以主观上不觉得难受、不喘粗气、不面红耳赤为宜
速 度	匀速，以每分钟100~120米为宜
时 间	每次15~20分钟，每周3~5次

骑行

骑自行车是一种耐力性的有氧运动，经常锻炼，能够增强心肌收缩力，扩大肺活量，提高心肺功能和血管的舒缩功能，降低血压。

做好骑自行车的准备

1.调整车座高度：先将脚跟放在踏板上，踏到最低点时膝盖正好打直的高度即可。
2.调整车把高度：正常骑行时，应将身体的重量均匀分配在手把、坐垫和脚踏上。所以，车把的高度要能够承受身体三分之一的重量。
3.车把的宽度：至少与肩同宽，或比肩宽一些。

骑自行车的正确姿势

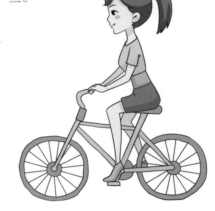

1.行车中，臀部坐正，保持身体稍前倾，两臂微弯，握把力度适中。
2.腹部收紧，身体不要左右摆动。
3.膝、髋关节保持协调。
4.两脚的位置恰当，用力均匀。

运动时间和运动量

●**中青年高血压患者**：骑车时的心率应保持在 105~125 次/分之间，以每次骑 30~60 分钟为宜，每周 3~5 次。

●**老年高血压患者**：保持在 90~105 次之间，以每次骑 30~40 分钟为宜，且要量力而行，每周 3~5 次。

注意啦！

1.骑自行车最好选择空气新鲜、地势平坦、视线好、车少、环境好的地方。

2.骑车过程中切忌做鼓劲憋气、快速旋转、用力剧烈、深度低头或突然停车等动作，以免引起意外。

3.骑车过程中若出现心脏不适、气短、心率过快等情况，必须立即停止运动。

4.老年人出门骑车比较容易发生危险，可在健身房或者康复中心进行踩单车训练，同样可以起到锻炼心肺功能、降低血压的作用。

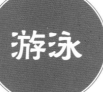

游泳是一项全身运动，可使全身的肌肉都得到有效锻炼，增强心肺功能，促进血液循环，并可以使血管壁增厚，弹性加大，减小血压波动，并防止并发症。

做好游泳前的准备

1.准备舒适的泳衣、泳帽、泳镜、鼻夹等。

2.下水前要先在岸上做准备活动，如扭头、扭腰、肩部、转手腕、转脚踝、向上拉伸、向下拉伸等，防止在游泳过程中发生肌肉抽筋、拉伤及关节扭伤等意外。

3.热身后，先用泳池的水洗洗脸、手臂、肩颈、胸腹部，再慢慢下水，待适应水温后再开始游泳。

选择适宜的游泳姿势

患者情况	建议泳姿	优点
初学者或腰椎、颈椎不好者	蛙泳	动作简单，游起来省力，不会对腰椎造成压力；头部能轻松出水，不影响呼吸和前方视觉
中老年人、孕妇、体质较弱或有腰背疾病的患者	仰泳	比较容易学习，呼吸方便；躺在水面上，比较省力
体质好、肩背力量强的患者	自由泳	阻力小，速度快，可以用最小的体能消耗来进行长距离游进，运动效率高

游完后需要做什么

1.游完后要做一些整理活动，让身体逐渐恢复到平静状态。

2.去浴池更衣室冲洗身体，可滴1~2滴消炎眼药水，以防眼病。

3.补充水分。

注意啦!

1.蝶泳对腰腹力量要求极高，身体消耗太大，不建议选择。

2.感冒、生病、身体不适或虚弱、饭后、空腹、饮酒、生理期等情况下都不宜游泳。

3.不要在低温水域中游泳。

4.游泳不宜过长，当感觉疲劳或不舒服时，应立即上岸。

第五，简单又有效的室内降压运动

如果天气不好无法去户外运动，或者上班期间不方便运动，高血压患者可以试试以下这些室内的运动方法，简单有效，同样有助于控制血压。

健身球方便携带，是很多老年人喜欢的健身项目之一，简单方便，走路时、逛公园时、看电视时等，都可以随时随地练习。

练习健身球的好处

1.刺激末梢神经，让手部血管扩张，改善微循环，并促进全身的血液循环，起到辅助心脏供血，调压稳压的作用。

2.调节中枢神经的功能，使紊乱的植物神经得到调整，从而改善睡眠，降低血压。

3.健身球在旋转时会发出高低音相间的悦耳的叮咚声，对大脑是一种良好的刺激，也有利于解除大脑紧张，放松身心，从而帮助稳定血压。

转球方法

1.单手转球：将双球置于一手掌心中，手指紧贴球体，用力拨动，使双球在掌心中按顺时针或逆时针方向转动。在转球时要使双球互相摩擦，而不要碰撞，左右手交替转球。

2.双手转球：两手各握两个球，用手指拨动双球，让两手的球同时旋转。

3.离心转球：将双球置于一手掌心中，手指伸开，用力拨弄双球，使双球在掌心中做离心旋转，即在旋转时双球既不摩擦也不碰撞。顺时针每分钟转150~200次，逆时针每分钟转130~180次。左右手交替转球。

注意啦！

1. 健身球的材质很多，患者可根据自己的喜好选择健身球，也可以用健身核桃代替。

2. 初练时可选小号球或袖珍健身球,指力增长后再换大一号的,循序渐进地练习。

3. 夏天手多汗，可在手上抹些爽身粉，润滑后再练球。冬天健身球温度低，尤其金属等材质的，可先将其捂热再用手玩。

拍打操

这项运动可在晨起后进行，可活动筋骨，促进血液循环，锻炼心肺功能，有助于缓解血压的"晨峰"现象。

1.全身放松，先轻轻拍打头颈部两侧，再从后颈拍打到前额部，最后逆向拍打，如此反复5~8次。

2.用左手掌拍打右胸，吸气时由上至下拍，呼气时由下至上拍，反复100次；然后，用右手掌拍左胸。

3.右手握空拳，从左肩部开始向下敲打至腕部，反复50次；然后用左拳敲打右臂。

4.双手握空拳，敲打腰背部，从下至上，再从上至下，反复拍打50次。

5.双手握空拳，按照从上到下，从里到外的顺序拍打左腿，然后换右腿重复上述动作。

注意啦!

拍打胸部的力量要适中，以感到舒适且胸内有震荡感为宜，不可用力过大，以免造成心肺损伤。

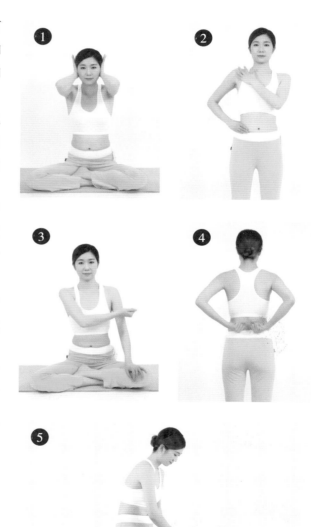

手指操

一些老年高血压患者血压控制不理想，或常伴有动脉硬化、冠心病、肾病、脑卒中等并发症，不适宜多做有氧运动，怎么办呢？这里教给大家一套手指操，也就是在手部进行的保健操，能够锻炼大脑功能，增强全身各器官的协调力，同时还有提神、缓解疲劳、缓解精神压力和紧张情绪、缓解头痛等作用。

1.双手手掌相对合起，开始快速搓动，每次搓动，可让手指指尖从另一只手的手掌下端一直搓到中指第二关节处，然后回头。每一个来回计1次，共搓36次。

2.双手五指尽量分开，指尖逐个相对，指尖相合，手掌分开，然后用力开始撑顶，一共做36次。

3.左手摊平手掌，右手握拳，将左手中指对准右手拳头上的第5指掌关节后尺侧的近端掌横纹头赤白肉际处，与之保持5~10厘米的距离。然后改换为左手握拳，右手摊掌。交换做36次。

4.用左手大拇指和食指捏右手虎口上边，用力按捏，然后换手，共做36次。

5.将五指尽量分开伸直，然后慢慢将大拇指弯下，尽量伸向小拇指。过程中要注意，其余四指不能弯曲，一共做36次。

6.用一只手的食指和拇指揉捏另一手手指，从大拇指开始，可以旋转按压、搓擦按摩，每指各做10秒钟，连续做15~20次，两手交替进行。

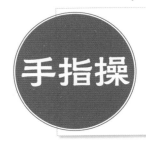

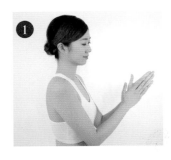

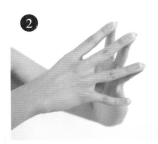

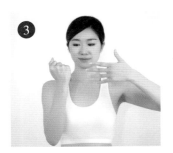

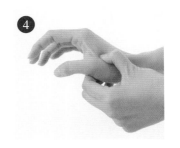

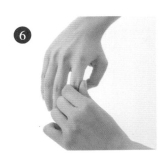

甩手操

适用于体弱的高血压患者。通过甩手，可以牵拉上肢，并带动腰臀及下肢运动，可使全身肌肉松弛，加速血液循环，从而帮助稳定血压。

1.双腿分开，与肩宽，两膝微屈，全身放松。

2.双手展开，稍用力将两臂前后甩动，向前甩时手到肚脐高度，向后甩时手到臀部高度，如此来回摆动。

3.甩手结束后保持站立姿势 1~2 分钟，做些轻松的活动，放松肌肉。

注意啦！

1.如果手臂或肩关节比较僵硬，甩手的力度要稍轻些，位置要稍低一些。

2.如果出现头晕、胸痛、两臂酸沉等现象，则表明运动过度了，要减量。

踮脚尖

踮脚尖能活动脚趾上的关节，锻炼小腿肌肉，改善脚部的血液循环，促使下肢血液回流顺畅，进而促进全身的血液循环，对稳定血压有帮助。尤其对膝关节不好的老年高血压患者来说，是个不错的锻炼方法。

1.站着踮脚尖：双脚并拢着地，用力抬起脚跟，然后放松落下，重复 20~30 次，可根据自身情况反复做几组。

2.坐着踮脚尖：膝盖与大腿保持水平，每次踮 30~50 次，速度自我调节。

3.踮脚尖走路：走路时，抬起脚后跟，完全用脚尖来走路，每次走 30~50 步，稍稍休息一下，然后根据自己的身体状况再重复几组，以感觉舒适轻松为宜。

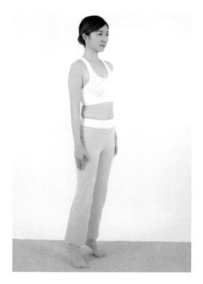

需要每天上班的高血压患者在办公室坐得时间长了，难免精神疲劳，腰背酸痛，这里就为大家推荐一组适合上班族的简易健身操，工作间隙练几分钟，可以改善久坐一族的血液循环，缓解疲劳，对稳定血压也有帮助。

1.双臂抬起放在脑后，左右手互抓手肘，低头向下看，深呼吸，坚持10秒后恢复坐姿。

2.坐在椅子二分之一处，后背尽量后仰，同时双手抓住椅座，尽量把头抬高。

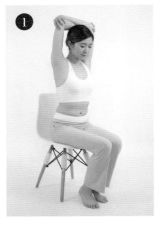

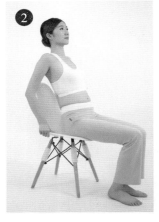

3.坐直，右臂横放身前，左臂向后挎住椅背，用腰部力量转动腰部至最大限度。

4.双臂向前伸直，掌心向前，右手抓左手指尖，两手用相同大小的力度来对抗，每次坚持10秒即可。

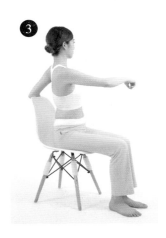

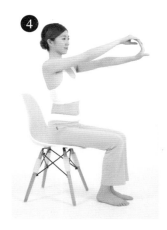

5.双手叉腰，身体慢慢地向左侧旋转，保持旋转动作10秒，再换另一侧旋转，同样
保持10秒。

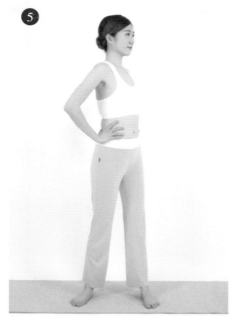

6.双脚并拢，双手掌心自然地放在两个膝盖处，然后做顺时针或逆时针的旋转运
动。

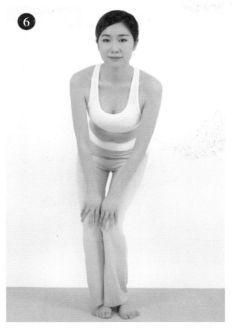

腹式呼吸

腹式呼吸就是深度呼吸，是一种比较有效的呼吸锻炼法，可以促进血液循环，增加全身的氧气供给量，增大肺活量，使人精力充沛。还能增强消化功能，缓解紧张和焦虑的情绪。因此，建议高血压患者每天抽出几分钟时间来练一练，对稳定血压大有裨益。

1.仰卧（或站立），身体放松，右手放在腹部的肚脐上，左手放在胸部，集中注意力。

2.舌尖抵住上腭，由鼻慢慢吸气。吸气时，胸部保持不动，腹部缓缓向外鼓出至最大限度。

3.屏息1秒，然后用口将气徐徐呼出。呼气时，胸部保持不动，腹部慢慢回缩至最大限度。

4.每一次呼吸坚持10~15秒钟，循环往复，节奏一致，每次练习20~30分钟，以微热微汗为宜。

吸气

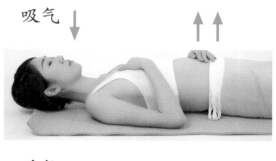

呼气

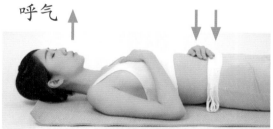

注意啦!

1. 每次一呼一吸都要尽全力，保持匀称、细缓，时间要拉长，节奏要放慢。

2. 练习时注意用鼻吸气、用口呼气。呼吸过程中如有口津溢出，可徐徐下咽。

3. 刚开始练习时可以每天选择2~3个时间段来练习，比如起床后、睡觉前，等熟练掌握后，就能随时随地做腹式呼吸训练了。

4. 熟练后，也可以尝试逆腹式呼吸，即吸气时腹部回缩，呼气时腹部鼓出，反复练习，对稳定血压也有帮助。

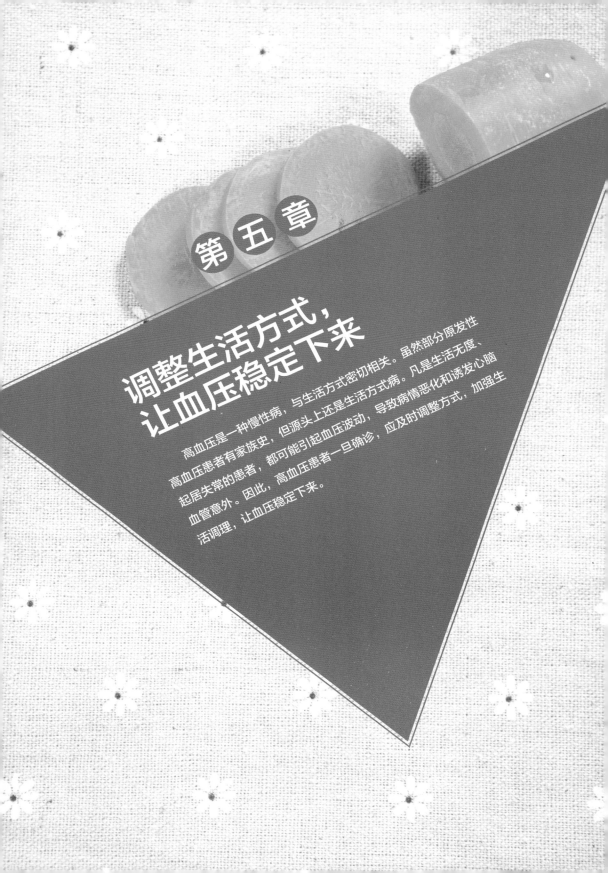

第五章

调整生活方式，让血压稳定下来

高血压是一种慢性病，与生活方式密切相关。虽然部分原发性高血压患者有家族史，但源头上还是生活方式病。凡是生活无度、起居失常的患者，都可能引起血压波动，导致病情恶化和诱发心脑血管意外。因此，高血压患者一旦确诊，应及时调整方式，加强生活调理，让血压稳定下来。

第一，生活有规律，可减小血压波动

有规律的生活对稳定血压非常重要，一旦生活规律发生紊乱，就可能导致血压波动大。比如有位患者，平时血压一直都控制得很好，放假期间出去旅游了一趟，回来马上就到医院就诊了，说最近血压波动很大，问是不是需要调整用药？其实他这种情况很可能就是打破了平时的生活规律所导致的，毕竟旅游在外，饮食、睡眠、情绪等各方面都和在家里不一样，再加上旅途劳累，这就很容易导致血压不稳，影响降压药的效果。对这种情况，只要慢慢调整，让生活重新变得规律起来，血压就会逐渐恢复平稳。

所以，建议高血压患者养成良好的生活习惯，避免生活不规律、劳累或情绪激动，这样才更有利于血压稳定。为此，我在这里制定了一个适宜高血压患者的一天规律生活方案，供大家参考，大家也可根据自己的实际情况调整。

高血压患者一天的规律生活方案	
时间	**活动安排**
6:00~7:00	早晨醒后，不要立即起床，先稍微活动活动头颈部和四肢，再慢慢坐起，活动一会儿上肢后，再慢慢下床。最好用坐便，排便时切忌急躁或屏气用力，以免血压突然升高，诱发脑出血。每天在同一时间测量。用温水洗脸、刷牙，因为过热、过冷的水都会刺激血管，影响血压。补充夜间损失的水分，促进代谢，更重要的是可以稀释血液，防止血栓，降低血压
7:00~8:00	早餐一定要吃，而且要吃好，切忌边走边吃。早餐宜清淡，并要能够提供较多的能量，比如包子+小米粥；鸡蛋蔬菜面条；馒头/面包+鸡蛋+牛奶/豆浆+清淡小菜。油条、油饼、汉堡、零食等早餐尽量少吃
8:00~9:00	上班族出门上班，离家近的最好步行或骑自行车，尽量减少坐车、开车的时间。老年人可以打扫卫生、洗衣服等

9:00~12:00	上班族每隔1小时伸懒腰，活动一下头颈和四肢，喝些温开水。血压平稳的老年人可在这段时间进行运动锻炼或参加一些老年活动，比如去公园散散步、钓鱼、练练书法等，注意随身携带水杯，随时补水
12:00~13:00	午饭要吃得清淡有营养，最好有主食、肉类、蔬菜、水果，荤素搭配。午饭吃七八分饱即可，不可过饱。尽量不要吃汤泡饭、盖浇饭、洋快餐等，以免摄入过多盐、脂肪
13:00~14:00	午餐后不要立即躺着，可稍活动10分钟，帮助消化。再小睡一会儿，午睡时间不宜过长，0.5~1小时即可。即使睡不着，也可闭目养神，有利于血压稳定
14:00~18:00	上班族下午如果感觉困倦，可每隔1小时站起来活动活动，喝些温开水；最好不要喝浓咖啡、浓茶来提神。如果老年人上午没有进行运动锻炼，可在此时间段进行运动；夏季最好在傍晚锻炼，避开高温时段；注意运动后及时补充水分。如果喜欢下棋、打牌、打麻将，则要限制时间，情绪上不可过于激动
18:00~19:00	晚餐宜少：晚餐最好吃些清淡的食物，汤粥小菜，干稀搭配，既有营养，又容易消化吸收；尽量少吃或不吃肥甘厚腻、辛辣刺激的食物；晚餐要少吃，切忌过饱，以免造成肥胖或影响睡眠
19:00~21:00	饭后半小时散散步，可帮助消化，也有助于睡眠，但不宜做剧烈运动。可看1小时左右电视，时间不宜过长。不喝浓茶、咖啡或含酒精的饮品
21:00~22:00	进行睡前的习惯性活动，放松身心，比如洗澡、泡脚、看书、听轻音乐、喝杯牛奶或温开水、换上睡衣等
22:00以后	关灯睡觉，如果在半夜醒来，可适当喝些温开水，有利于稀释血液，稳定血压

第二，学会调节情绪，心平气和，血压才稳

　　人的精神、情绪、心理等因素对血压的影响很大，这在临床上非常常见，在就诊患者中，出现过不少因为工作压力大或发脾气所导致的血压升高，服药后效果也不好，有的患者甚至还诱发心脑血管意外，造成了很严重的后果。为什么会有这么大的影响呢？这是因为，精神紧张、愤怒、生气、极度兴奋、悲伤、焦虑、抑郁等不良精神状态，都能使神经中枢处于兴奋状态，交感神经张力增强，儿茶酚胺释放过多，导致血压增高。

　　因此，高血压患者一定要学会调节自己的情绪，保持积极、乐观、平和的心态，纠正不良性格，这样才有助于预防和控制高血压。

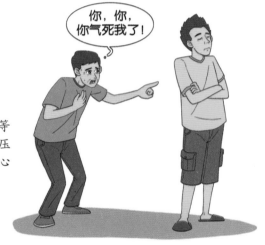

生气、愤怒等坏情绪会导致血压突然升高，诱发心脑血管意外

　　高血压患者如何进行自我心理调整呢？以下几条建议供大家参考：

　　1.正确认识疾病，主动配合治疗。高血压患者首先要树立战胜疾病的信心，不要因为患了高血压就以为自己得了不治之症，患得患失，那样对稳定病情极为不利。只要配合医生治疗，按时服药，定期测量血压，定期复查，积极调整生活方式，血压是可以控制的，并能减少严重并发症。

　　2.避免不良刺激，保持心情愉快。对一些人或事没必要总是抱怨或心生怨恨，多站在对方角度想一想，也许心里就会好很多；对日常工作、生活中的无关原则的

小问题没必要生闲气，一笑了之即可；对令自己不高兴的事情更没必要生闷气，能及时说出来，事情解决了、说开了，心里也就痛快了；在处理家庭问题、生活琐事以及为人处世上，多一点"糊涂"，少一点执拗，不要在小事上斤斤计较，让自己情绪波动，身心疲惫，这样我们才能保持心境平和、放松。

3.知足常乐。豁达地面对人生的得失，养成从容不迫的生活态度，工作认真、上进，生活上不攀比，自己认为可以了便知足，这样才能提升幸福感，保持稳定的情绪，从而稳定血压。

4.转移坏情绪。当感觉愤怒、心情烦闷、焦虑、压抑时，可以到户外散散步、打打球、听听音乐等，或利用节假日到风景名胜区去旅游散心、爬山登高，欣赏一下大自然的美景。当注意力从令自己情绪失常的人或事上转到别的事情上时，往往能使坏情绪消解，让心情好起来。

5.培养兴趣爱好，丰富精神生活。特别是一些退休的老年人，突然闲下来，无所事事，很容易情绪失衡，所以培养一些清闲、优雅的业余爱好很有必要，如养花、喂鸟、垂钓、书法、听音乐、绘画、唱歌等。既可以转移注意力，排遣不良情绪，又可以陶冶性情，使人精神愉快，保持良好的心态，让血压保持稳定。

专家讲堂

"松弛-默想"疗法有助稳定血压

"松弛-默想"疗法是一种心理行为疗法，对稳定情绪、放松精神很有帮助，而且方法简单易行，高血压患者经常练习，可使血压稳步下降，并长期稳定在理想水平。

具体方法：

1.选择一个安静干扰少的环境，静坐，闭目。

2.放松全身肌肉：从脚开始放松，逐步向上直至面部，保持肌肉高度松弛。

3.同时配合鼻子呼吸：吸气时默想"一"，吸气到最大限度再呼气，呼气时也默想"一"，如此反复呼吸-默想20分钟。

4.锻炼结束后，要再闭目静坐几分钟，再睁眼。每天锻炼1~2次。

注意事项：

1.可睁眼确认练习时间，不要用闹钟定时。

2.宜在饭后2小时后锻炼，以免影响消化过程，干扰松弛反应。

第三，良好的睡眠，有助于血压稳定

一般情况下，人的血压呈现周期性的变化，即白天高、夜间低，这样可以使体内的各个器官在夜间睡眠过程中得到很好的休息。但如果高血压患者经常熬夜或睡眠不好，就会导致交感神经兴奋，造成血压波动，进而对心、脑、肾等靶器官造成损害。所以，对高血压患者来说，按时休息，保证足够的睡眠时间和良好的睡眠质量，对稳定血压非常重要。

1.高血压患者每天应睡多长时间

对一般高血压患者来说，每天应保证 7 小时左右的睡眠时间，但每个人的睡眠质量不同，所以可以进行适度地调整。

注意啦！

适当的午睡，有利于恢复精神状态和维持血压的稳定，但要提醒大家，午睡时间不能过长，控制在0.5~1 小时以内即可。

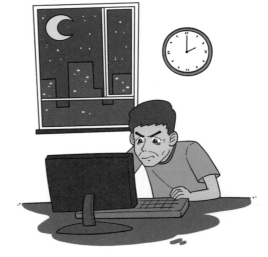

经常熬夜、睡眠不足容易导致血压升高

2.如何保证高质量的睡眠

1.准备舒适的寝具，如床垫软硬适中，枕头软硬、高度要适宜，被子薄厚适度等。

2.晚餐清淡少食，切忌过饱，不吃肥甘厚腻、辛辣刺激的食物，睡前 2 小时不饮浓茶、咖啡或含酒精的饮品。

3.晚饭后可散散步，或做一些柔缓的运动，有利于促进睡眠。

4.睡前的娱乐活动要有节制，以1~2小时为宜，且不宜进行不利情绪稳定的活动，比如打牌、看刺激性节目等。

5.身心放松，避免工作、学习压力过重导致的情绪低落，不要带着情绪或问题入睡。

6.每天要按时睡觉，老年人可在晚上9点半以前上床就寝。

7.坚持睡前的习惯性活动，比如喝杯牛奶、洗澡、热水泡脚、看看书或听一会儿舒缓优美的音乐（音量以听得见为宜）等。

8.卧室要安静，温湿度、光线要适宜，不要开灯睡觉。

9.睡觉的姿势以右侧卧最佳，可使身体得到充分地放松。

10.失眠严重的高血压患者可在医生指导下服用安眠药物或口服一些保健食品，帮助改善睡眠。

专家讲堂

怎么判断睡眠是否充足

1.早上不需要闹钟，能自然醒来。

2.白天工作、学习、活动时精力充沛，不觉得疲劳，效率高。

3.思维敏捷，注意力集中，记忆力、理解力强，语言表达清楚明了。

4.食欲好，吃饭时津津有味，饭后不犯困。

5.白天心情好，能控制自己的情绪，不易烦躁或发脾气。

3.经常打呼噜或睡眠性高血压患者在睡觉时要注意什么

有些高血压患者在睡觉时打呼噜很严重，还有一些高血压患者在夜间睡眠过程中出现血压升高的现象。这两类患者都可能存在睡眠呼吸障碍的问题，造成夜间血压的升高。所以，这两类患者都要重视血压监测，必要时去医院就诊，进行24小时动态血压监测检查，了解夜间包括清晨血压的情况；同时需要按时服用降压药物，积极进行治疗。如果是肥胖患者，则建议减肥，以减轻口咽部、颈部脂肪囤积对气道的压迫。

在睡眠时，为避免血压升高，还需注意以下几点：

1.保持呼吸道通畅，不用嘴呼吸。

2.采用右侧卧位睡姿，可减轻打呼噜、憋气等气道阻塞症状，避免因呼吸暂停而导致血压升高。

3.睡前不吸烟，不喝酒，以免加重呼吸道症状。

4.睡前尽量不要服用镇静、安眠的药物，以免加重对呼吸中枢调节的抑制。

第四，保持<u>大便通畅</u>，避免用力排便带来的风险

在生活中，经常出现高血压患者在大便时发生卒中或猝死的事件，多和便秘有关。因为大便干结，不容易排出，所以患者通常会急躁，屏气、用力排便，这样很容易使腹压增加，血压升高，心率加快，心肌耗氧量增加。如果高血压患者本身存在动脉硬化、动脉瘤、血管畸形等，用力排便就可能导致血管或动脉瘤破裂出血，或诱发心肌梗死。所以，高血压患者，尤其是老年高血压患者，一定要注意保持大便通畅，防止便秘。

防止便秘升高血压的方法：

1.每天定时排便，比如每天晨起排便，养成习惯，形成排便反射，有助于预防便秘。

2.排便时最好别玩手机、看书等，要专心排便，将如厕时间控制在 5~10 分钟内。

3.改善饮食，多喝水，可以软化粪便；多吃富含膳食纤维的食物，如芹菜、韭菜、菠菜、红薯等，可增加食物残渣，刺激胃肠蠕动，促进排便；适当多吃一些有润肠作用的食物，比如核桃仁、松子仁、芝麻等，有利于通便。

4.每天早晚按摩腹部，具体方法：双手重叠，按顺时针方向，以肚脐为中心，用掌根部做环形摩揉，稍用力，每次摩揉15~20分钟，以腹腔内感到温热为度，可有效改善便秘。

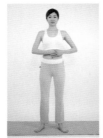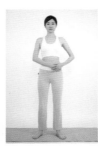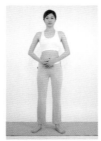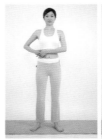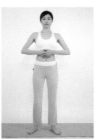

5.顽固性便秘的患者则需及时就医治疗，在医生的指导下改善便秘。

6.不蹲便。蹲便时下肢血管会发生严重屈曲，加上屏气排便，腹内压力增高，可使血压升高，就有可能发生心脑血管意外事件。

第五，正确洗澡，避免发生心脑血管意外

每天洗澡，尤其睡前洗澡有助于放松身心，促进血液循环，改善睡眠，对稳定血压有帮助。但是，据临床统计，每年有10%~20%的老年高血压患者在洗澡时突发脑血管意外，原因就是洗澡方法不正确。所以，高血压患者洗澡也不能随心所欲，以下几点需要特别注意：

1.忌空腹或饱餐后立即洗澡。空腹洗澡容易发生低血糖，饱餐后立即洗澡会影响食物的消化吸收。所以，洗澡最好是在进餐1小时后进行。

2.饮酒后不宜洗澡。因为饮酒会导致血管扩张，一洗澡会使血管进一步扩张，引起血压下降，发生危险。

3.洗澡的水温要适宜，比体温高一些即可，不能过冷或过热。冷水会刺激外周血管收缩，导致血压升高；而热水一开始会使血压升高，但当血管扩张后，血压又会下降，造成血压波动大，从而发生危险。

4.浴室温度要适宜。浴室温度太低的话，容易造成洗澡前和洗澡后的冷热交替刺激，引起血压骤升骤降，波动过大。

5.如果是泡澡的话，时间不能太久。若在水中泡得太久，使血管扩张，会引起大脑暂时性缺血，还可能会晕倒，甚至诱发脑卒中。所以，建议泡澡时间最好控制在30分钟以内。

6.注意安全。浴室地板最好做防滑处理，以免跌倒发生意外；洗澡时最好不要锁门，一旦发生危险，方便及时寻求帮助。

第六，高血压患者出门旅游应注意什么

如果高血压不严重或平时血压控制得比较好，在身体条件允许的情况下，高血压患者可以出门旅游，不过，一定要做好充分的准备，安排好行程，避免血压波动，发生危险。

1.出游前的准备

1.体检：出游前做一次必要的体检，确定自己的病情，病情稳定出游才安全。

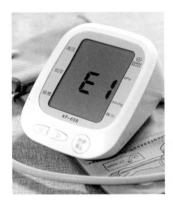

注意啦!

这些高血压患者不宜出游：
1. 重度高血压患者或有严重并发症的患者。
2. 中度以上心功能不全者。
3. 经常有心绞痛的患者。
4. 血压波动较大者。
5. 有严重心律失常者。

2.血压计：准备一台便携血压计，方便随时测量血压。

3.药物：平时服用的降压药物携带数量要充足，同时携带短效降压药物如卡托普利等，并发冠心病的患者需要带硝酸甘油等急救药；准备一些感冒药、晕车药、抗过敏药、止泻药等常用物；还可带一些创可贴、清凉油、滴眼液等，以备不时之需。

4.衣物：出游前要了解目的地的气温情况，携带适宜的衣物，以便随时增减、替换。

5.行程：行程安排要适宜，不要过于紧凑，尤其是老年人，尽量宽松一些，比如可以每天安排半天或多半天的行程，余下时间用于休息。

6.目的地：最好不要选择过于偏远的地方，要选择有一定医疗资源保障的地点，万一在旅游途中发生危险，也可及时得到救治。

🤚 2.旅游途中的注意事项

1.旅游途中最好是结伴而行，不要单独出行，以便互相照应，如果出现紧急情况可以陪伴就医。

2.旅游途中要记得每天测量1次血压，按时服用降压药，控制好血压；如果出现血压波动较大的情况，要积极查找原因，及时调整；如果降压药不能稳定血压了，最好及时就医。

3.旅游途中宜乘坐安全平稳的交通工具，为避免晕车，乘车前不要吃得太饱，晕车严重的患者可在乘车前半小时服用晕车药。

4.高血压患者应该选择较平稳的景点，距离不宜太长，最好不要去爬山或参加一些刺激性的旅游项目；当感到疲劳或有不舒服时，要立即原地休息，切忌逞强，以免过度劳累造成危险。

5.旅游途中要特别注意饮食，尽量保证一日三餐按时用餐，不能饥一顿、饱一顿；各地风味小吃比较多，不能因为一时贪嘴，吃得过咸、过于油腻或过饱，否则很可能导致血压升高；多吃一些新鲜蔬菜和水果，避免发生便秘；注意饮食卫生和食物的新鲜度，免得吃了不干净、不新鲜的食物造成腹泻或食物中毒。

6.注意多喝水，有些老年患者，觉得在景区去洗手间不方便，为了少去，就少喝水，殊不知，这样做是有风险的，如果体内缺水，会出现血压波动、血液黏稠度增高，容易诱发心脑血管疾病。所以，在此提醒高血压患者，在外旅游时一定要多喝水，特别是晚上睡觉前和早上起来之后，喝一杯温开水，对稳定血压，预防心脑血管疾病很有好处。

7.旅游途中注意保暖，避免受寒；晚上要早睡，不能熬夜，要给身体充分恢复的时间，有助于保持血压稳定。

专家讲堂　高血压患者能坐飞机吗

有些高血压患者会担心机舱内的气压变化对血压产生不良的影响，其实，现在客机的机舱内压力变化很轻微，且有充分的氧气供应，所以对血压的影响并不大。因此，只要血压控制得非常好，规律服药，心脏功能没有明显障碍的高血压患者，是完全可以坐飞机出行的。但如果在飞行过程中出现头晕、头疼、胸闷等症状时，要及时测量血压。

第七，环境温度要适宜，太冷太热都不利于血压稳定

环境的温度也会影响血压的稳定性，太热、太冷都不好。所以，每年一到夏季或冬季，或者气温突变的时候，门诊上因为血压不稳来复查、调药的患者就会增加。为了减少意外的发生，我给大家重点讲一讲夏季和冬季如何稳定血压。

1.夏季稳定血压的方法

1.调整用药：血压在夏季往往会偏低，因为夏季气温高，血管扩张导致的，所以，高血压患者在夏季要加强血压监测，根据血压情况合理调整降压药物的剂量，以保持血压稳定。

2.及时补水：夏天天气炎热、出汗较多，一旦体内缺水，体内血液容量下降，血压会骤然下降，易诱发脏器缺血，这也是盛夏时节部分高血压患者发生脑卒中、心肌梗死的原因之一。所以，高血压患者在夏季一定要及时补充足够的水分，即使不感觉口渴也要喝。

3.调整饮食，具体方法参考本书150页的"夏季饮食方案"。

4.防暑降温：室内可用空调、电扇来降温，注意室内温度不宜过低；出门则需做好防晒，并尽量不要在中午阳光最烈的时候出门，避免中暑。

2.冬季稳定血压的方法

1.加强血压监测：冬季寒冷，刺激血管收缩，导致血压升高。所以，高血压患者在冬季也应加强血压监测，合理调整降压药。

2.防寒保暖：及时添加衣物，外出要戴好帽子、围巾、手套，穿上棉袜、棉鞋，以避免冷空气对血管的刺激。

3.调整饮食，具体方法参考本书152页的"冬季饮食方案"。

4.坚持锻炼：高血压患者在冬季坚持运动，或积极参加一些力所能及的文体活动，可以增强体质，提高耐寒能力，有利于血压稳定。

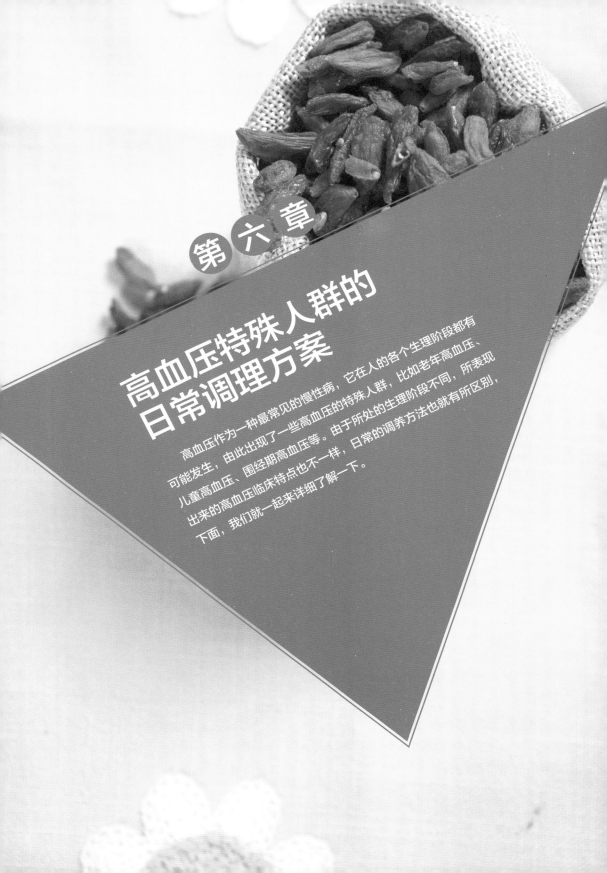

第六章

高血压特殊人群的
日常调理方案

高血压作为一种最常见的慢性病，它在人的各个生理阶段都有可能发生，由此出现了一些高血压的特殊人群，比如老年高血压、儿童高血压、围经期高血压等。由于所处的生理阶段不同，所表现出来的高血压临床特点也不一样，日常的调养方法也就有所区别，下面，我们就一起来详细了解一下。

第一，儿童高血压患者的日常调理方案

近年来，儿童高血压呈持续上升的趋势，但由于血压有随年龄增长而增高的现象，所以其诊断标准也随着年龄有所变化。大家可使用简化后的"公式标准"进行初步筛查。

儿童高血压筛查公式		
性 别	收缩压（高压）毫米汞柱	舒张压（低压）毫米汞柱
男	100+2 ×年龄（岁）	65 +年龄（岁）
女	100+1.5 ×年龄（岁）	65+年龄（岁）

1.儿童高血压的发病原因

遗传因素，有高血压家族史	先天性心血管病、肾病、内分泌疾病
饮食不合理、运动不足导致肥胖引起血压升高	低出生体重、早产、盐摄入过多、睡眠不足等

2.儿童高血压的特点

1.多为轻度、中度血压升高，早期无明显的自觉症状，通常是在体检时发现，当血压明显升高时，会出现头痛、头晕、眼花、恶心呕吐等症状，并较早出现靶器官损害，常伴有轻、中度肥胖。

2.血压升高明显的患者多为继发性高血压，其中肾性高血压占80%左右。

3.绝大多数的儿童高血压不需药物治疗，只要能够控制体重、改变饮食习惯、加强运动等，就可以得到很好地控制。

3.调整饮食习惯，控制血压

1.限制每日总热量的摄入，可逐渐减少进食量，并少吃高热量食品，如各种甜食、小零食、油炸食品、肥肉等，以控制体重。

2.食物多样化，主副食搭配要适当，适当吃些粗粮。

3.限制食盐的摄入量，每日控制在5~6克以下，同时注意控制隐形盐的摄入。

4.多吃新鲜的蔬菜、水果，补充钾、钙、膳食纤维等营养素，协助降低血压。

5.选择高蛋白、低脂肪的食物，如瘦肉、鱼虾、蛋类、豆制品等。

6.多用蒸、煮、炖、凉拌等烹调方法，以减少烹调油的使用。

7.改变儿童不良的饮食习惯，三餐规律，定时定量，不挑食，不偏食，少吃零食，同时细嚼慢咽，吃饭专心。

4.多运动，控制体重降血压

1.多给孩子玩耍的时间，让孩子在运动中消耗热量，少看电视、玩电脑、看手机或玩电子游戏。

2.离学校近的孩子可坚持走路或骑自行车上学。

3.课余时间到操场上多运动，不要窝在教室里。

4.每天坚持参加学校组织的体育运动至少30分钟，比如做广播体操、踢球等。

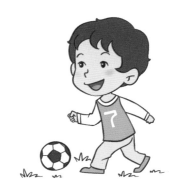

让孩子多运动，可帮助降血压

5.定期进行快步走、慢跑、游泳、骑自行车等有氧运动，每周3~5次，每次30分钟以上。

6.家长可引导孩子多做一些家务劳动，也可以达到锻炼的效果。

5.其他需要注意的调养细节

1.家长要给孩子定期测量血压，并做好记录，若发现孩子出现头痛、头晕、抽搐、呕吐、眼花、呼吸费力等症状，应及时就医。

2.让孩子养成良好的生活习惯，规律作息，保证充分的睡眠，避免熬夜。

3.为孩子提供一个宽松和谐的家庭环境，当孩子出现紧张、焦虑、激动等不良情绪时，家长要多陪伴、多鼓励，帮助孩子稳定情绪，避免血压波动过大。

4.被动吸烟会增加儿童患高血压的风险，更不利于血压的稳定，因此，要让孩子远离二手烟，父母也尽量不要在家里吸烟。

第二，妊娠高血压患者的日常调理方案

妊娠期高血压疾病是女性在妊娠期特有的疾病，孕妇在妊娠前无高血压病史，妊娠20周以后首次出现收缩压≥140mmHg和舒张压≥90mmHg。如不及时治疗，会出现水肿、蛋白尿及多种并发症，危及孕妇及胎儿生命。所以，应及早发现，及早调治。

1.妊娠期高血压疾病的发病原因

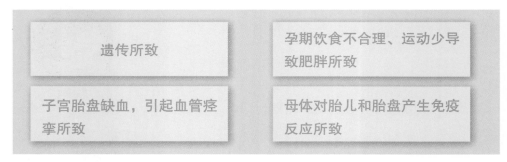

遗传所致

孕期饮食不合理、运动少导致肥胖所致

子宫胎盘缺血，引起血管痉挛所致

母体对胎儿和胎盘产生免疫反应所致

2.妊娠期高血压疾病的特点

1.常见于初产妇、有妊娠期高血压疾病家族史、多胞胎者，妊娠20周后出现，产后3个月内恢复到妊娠前的正常状态。

2.初期患者无明显不适，可持续数日或数周，而后逐渐发展或迅速恶化。

3.调整饮食，控制体重，以稳定血压

1.限制能量的摄入量，饮食有节制，防止超重。

根据孕前BMI推荐的孕期体重增长范围		
孕前BMI	体型	推荐体重增长范围（kg）
<19.8	消瘦	12.5~18
19.8~26	正常	11.5~16
>26~29	超重	7~11.5
>29	肥胖	6~6.8

2.减少膳食中钠的摄入，每日摄入食盐小于5~6克，同时远离各种高盐食品。

3.增加蛋白质的摄入量，多吃瘦肉、鱼类、大豆及豆制品等。

4.增加钙、钾、锌的摄入量，多吃牛奶、大豆及豆制品、海产品、菌类、新鲜蔬菜和水果等。

5.限制动物脂肪的摄入量，忌食肥肉及各种动物油。

6.戒烟酒及辛辣食物，少吃糖果、点心、含糖饮料、油炸食品、高脂食品等。

7.选择植物油，每日20~25克，多用蒸、煮、炖、凉拌等烹调方法。

4.适当运动，有助于降血压

妊娠高血压患者只要保证足够的休息，适当活动还是有必要的，可选择一些运动量小、动作柔和的有氧运动。

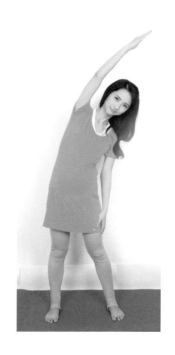

1.散步。一边听着轻松舒缓的音乐，一边按节奏行走，双臂自然摆动，每天走15~30分钟，以自我感觉轻松舒适为宜。

2.孕期瑜伽。为了安全，建议选择那些比较简单的瑜伽动作，比如金刚坐：跪坐在瑜伽垫上，上身放松，收紧下巴，腰部挺直，深呼吸，停留10秒，然后缓缓站立。

3.做孕妇体操，比如活动足部、伸伸腿、左右弯腰等，动作一定要缓慢、柔和，最好有家人陪伴。

4.可以做适量的家务，同样也有利于血压的稳定。

5.其他需要注意的调养细节

1.每日早晚测量血压，并做好记录；每1~2周做一次产检；定期进行尿蛋白检测；注意观察水肿，有无头痛等不适症状，如有异常应提早就诊。

2.要保证充分的休息和放松，每天卧床10小时以上，以保证血压平稳。

3.卧床休息时宜采取左侧卧位，可使舒张压降低，并改善胎盘的血液供给。

4.患者应放松精神，保持心情舒畅，有利于血压的稳定，避免紧张、激动、烦躁、发怒、郁闷、焦虑等不良情绪。

第三，老年高血压患者的日常调理方案

老年高血压是指年龄65岁以上，血压值持续升高或3次以上非同日坐位收缩压≥140mmHg和舒张压≥90mmHg。如果收缩压≥140mmHg，并且舒张压<90mmHg，则为老年单纯收缩压高血压。重视对老年高血压的防治，可降低脑卒中、心脏病的发病率。

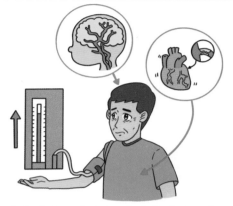

老年高血压波动大，容易导致冠心病、脑卒中等并发症

1.老年高血压的发病原因

动脉硬化严重，血管弹性下降，血管阻力增高

味觉功能减退，口味重，摄钠过多

体重增加，尤其是腹部脂肪堆积和向心性肥胖

血压调节中枢的功能减退

2.老年高血压的特点

1.脉压增大，以收缩压升高为主。

2.血压波动大，"晨峰"现象增多，特别是单纯收缩期高血压更为明显。

3.容易出现体位性低血压，比如躺在床上突然站起来时，血压可快速下降，发生危险。

4.血压昼夜节律发生异常，发生靶器官损害的危险增加。

5.并发症多，且比较严重。

⚕ 3.调整饮食，稳定血压

1.控制总热量的摄入，注意粗细粮搭配，保持理想体重，有助于稳定血压。

2.一日三餐有规律，定时定量，每餐七分饱即可，忌暴饮暴食，或饥饱不均。

3.饮食清淡，易消化，并严格限制食盐的摄入，每天不超过 5~6 克，忌食各种高盐食品。

4.控制脂肪的摄入量，选择植物油，并多采用凉拌、蒸、煮、炖等用油少的烹调方法，不吃肥肉、动物内脏、鱼子等高脂肪、高胆固醇的食物。

5.多吃富含优质蛋白质的食物，如瘦肉、禽类、鱼虾、牛奶、蛋类、大豆、豆腐等，其中动物蛋白应占总蛋白质的20%。

6.多吃一些含钙、钾丰富的新鲜蔬菜、水果及豆类制品，如小白菜、油菜、黑木耳、菠菜、香蕉、海带、紫菜、豆腐等。

7.严格限酒，每天不超过30克，最好不喝；少吃煎炸、烧烤及辛辣刺激性食物；忌浓茶，以喝少量清淡绿茶为宜。

⚕ 4.适量运动帮助降血压

老年高血压患者血压波动大，不稳定，所以要根据自己的身体情况来选择运动方式。

1.避免早晨运动，因为老年高血压晨峰现象明显，此时锻炼容易发生危险。

2.血压控制不太好的患者，宜选择一些体位改变简单、体力消耗少的活动，比如散步、太极拳、做家务等，减少久坐的时间。

3.血压控制较好的患者，可选择一些耐力性的有氧运动，比如快步走、广播操、交谊舞等。每周至少3次，每次30分钟。运动量以身体微微出汗为宜。

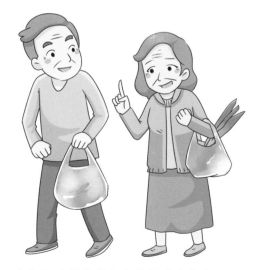

老年人买菜做家务也能帮助稳定血压

4.如果天气不好不宜出门时，可在家里做一些能活动关节、伸展四肢的活动，如甩手、拍肩、捶腿、扭腰、跺脚等，每次30~40分钟。

老年高血压患者切忌进行剧烈运动，忌用力憋气或做弯腰后仰、过度低头等动作，以免发生危险。

5.其他需要注意的调养细节

1.血压波动大的患者，尤其在降压治疗期间，每日应测量血压2次，并做好记录，以及时掌握血压控制情况，方便医生根据血压情况调整用药。

2.老年高血压患者要养成规律的生活习惯，按时作息，保证足够的睡眠；参加文体、娱乐休闲活动应有节制，避免劳累。

3.注意控制情绪，保持开朗乐观的心情，忌过度兴奋、紧张、激动、暴怒、忧郁等负面情绪，防止发生心脑血管意外。

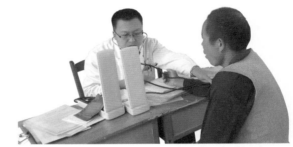

老年朋友们如果担心自己测量不准确，也可常到社区门诊免费测量血压

4.避免便秘，并尽可能采用坐便，以减少脑卒中发生的机会。

5.老年人体温调节能力变差，所以要注意防寒保暖，尤其是天气不好时，要及时添加衣物。面临极端气候时，尽量不出门，避免对身体产生刺激。

6.日常行动时要特别小心，防跌倒，因为老年人多有动脉硬化，血管壁较脆弱，跌倒后容易造成血管破裂出血，发生危险。

7.吸烟可使血压升高，即使服用降压药，也会影响疗效，所以，老年高血压患者一定要戒烟。

8.老年高血压患者要注意节制性生活，动作也不能太剧烈。在血压波动大时，应避免进行性生活；在血压稳定的时候，一般65岁以上的老人每周可有1~2次性生活，75岁以上每半月可有1~2次性生活。如果在性生活过程中出现胸痛、胸闷、心慌、气急、头晕、头痛等症状，应立即停止，平躺休息后测量血压，若血压明显升高，可加服一次降压药。如果还不能缓解，则应立即就诊。

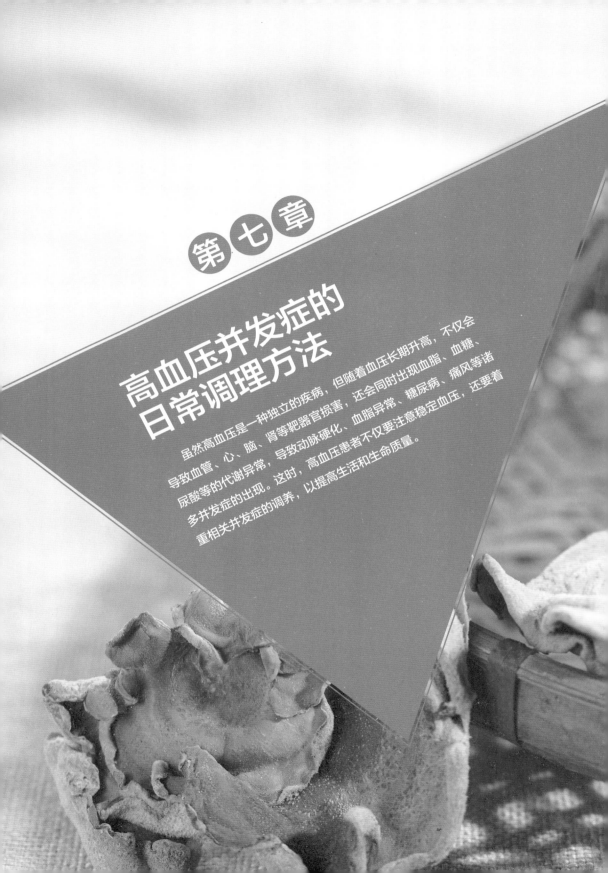

第七章

高血压并发症的日常调理方法

虽然高血压是一种独立的疾病，但随着血压长期升高，不仅会导致血管、心、脑、肾等靶器官损害，还会同时出现血脂、血糖、尿酸等的代谢异常，导致动脉硬化、血脂异常、糖尿病、痛风等诸多并发症的出现。这时，高血压患者不仅要注意稳定血压，还要着重相关并发症的调养，以提高生活和生命质量。

第一，高血压并发糖尿病的日常调养法

高血压和糖尿病的关系非常密切，二者常常同时存在，使心脑血管疾病的发病危险进一步增加。因此，对高血压并发糖尿病的患者来说，降压治疗与降糖治疗一样重要。

1.高血压并发糖尿病的临床特点

1.收缩压，尤其夜间收缩压明显升高。

2.大多数患者患的是2型糖尿病，部分患者具有糖尿病"三多一少"的典型症状：即多尿、多饮、多食，而体重减少。

2.调整饮食，稳定血压与血糖

1.饮食清淡，尽量食用血糖生成指数低的食物。

2.一日三餐定时定量，细嚼慢咽，血糖控制不好的患者最好少食多餐，以免饭后血糖迅速升高。

3.晚餐不要吃太晚，最好安排在晚上6~7点之间。

4.如果血糖控制得较好，可适量吃一些糖分低的水果，每天100~150克，且最好在两餐之间吃。

5.尽量不要喝酒。如果血压、血糖都控制得较好，可少量饮用低度啤酒。

😊 有益血压、血糖的食物	😞 影响血压、血糖稳定的食物
·各种新鲜的绿色蔬菜。 ·全麦、燕麦、荞麦、玉米等富含可溶性食物纤维的主食。 ·马铃薯、红薯、山药等薯类可适量食用，但忌用煎、炸、拔丝等方法制作。 ·畜瘦肉、禽肉、鸡蛋、鱼、虾等富含优质蛋白质的食物。 ·豆类及豆制品、低脂奶及奶制品、金枪鱼、海带、紫菜等含钙钾丰富的食物。 ·西瓜、柚子、樱桃、柠檬等新鲜且含糖量低的水果。	·火腿、咸菜、腊肉、方便面、皮蛋等高盐食物。 ·红糖、白糖、冰糖、蜂蜜等。 ·糖果、冰激凌、糕点、蜜饯、含糖饮料等高糖食物。 ·香蕉、葡萄、荔枝、甘蔗、龙眼、山楂等糖分高的水果。 ·蛋黄、肉皮、动物肝脏等高胆固醇食物。 ·动物油、油炸食物等。

推荐食谱——白玉萝卜

材料 白萝卜1根，葱花、蒜蓉、姜末各20克，干贝8克，枸杞子、盐、植物油、调味汁各适量。

做法

❶ 用热水把干贝泡发，备用。

❷ 白萝卜去皮，切成厚片，再把每片萝卜的心挖出小洞，放进干贝，上锅蒸熟。

❸ 油锅烧热，放进姜末、蒜蓉炒香，倒入泡发干贝的水（水量没过姜末、蒜蓉即可），煮开，加盐、葱花炒匀，将调味汁淋在蒸好的干贝萝卜上，撒上枸杞子，适当点缀即可。

功效 白萝卜的酶可以促进食物中的脂肪和淀粉的快速分解，可溶性膳食纤维可延缓食物的吸收速度，从而起到控制餐后血糖的作用。

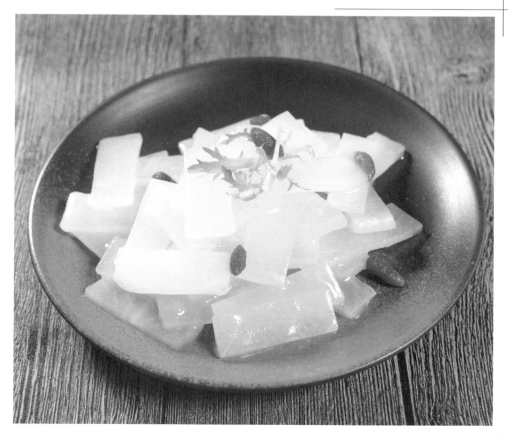

3.适量运动，降压降糖

对高血压并发糖尿病的患者来说，在身体条件允许的前提下，坚持适量的运动能够帮助稳定血压，改善2型糖尿病患者的胰岛素敏感性，降低血糖。

●**运动时间、频次**：最好在上午9~10点或傍晚时段进行运动，每次持续30分钟，每周3~5次，并长期坚持。

注意！这三个时段不宜运动

1.清晨：这个时间段里，血压、血糖容易升高，易诱发心脑血管意外。

2.餐前半小时内：这时段运动会让你感觉饥饿，并可诱发低血糖。

3.餐后半小时内：这时候运动可能会影响肠胃的消化功能。

●**运动项目**：散步、快速行走、打太极拳、游泳、练瑜伽等均可。

●**特别推荐——瑜伽飞翔式**：既能放松心情，缓解焦虑、抑郁等坏情绪，稳定血压，又能促进气血循环，改善体内微循环，调节血糖。

具体做法：

1.自然站立，双手自然垂于体侧，调整呼吸，目视前方。

2.深呼吸，吸气时双臂侧平举，与肩同高，双臂顺势向后打开，保持背部挺直。

3.呼气时，双臂尽量向后打开，眼睛轻闭，头抬高，保持姿势30秒，然后慢慢放松，可根据自己的身体情况重复做几组。

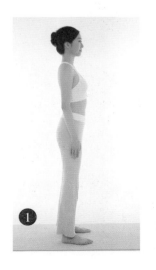
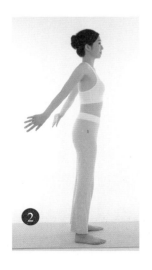
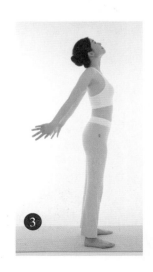

第二，高血压并发血脂异常的 日常调养法

高血压、血脂异常都属于代谢性疾病，常常同时存在，又相互影响，血脂异常可加重高血压，而血压升高又会促进脂肪在血管壁的沉积，加重动脉硬化，大大增加发生心脑血管疾病的危险。所以，当高血压患者发现血脂异常时，一定要积极调解血脂，以降低对身体的危害。

1.高血压并发血脂异常的临床特点

患者几乎没有什么特异的症状，有时会有头晕乏力、健忘失眠、胸闷等症状，很容易与其他疾病的症状混淆，多数在体检或有并发症时发现。

2.调整饮食，降压降脂

1.改变精细为主、脂肪为主的饮食习惯，增加粗杂粮的摄入量，做到粗细搭配。

2.严格控制热量的摄入，饮食宜清淡，坚持低盐、低糖、低脂、低胆固醇的食物，每日摄入的胆固醇不应超过300毫克（相当于一个鸡蛋的胆固醇含量）。

3.多喝水，多吃新鲜蔬菜、水果，并增加深色蔬菜的比例。

4.烹调时以植物油为主，烹调方法宜采用蒸、煮、炖、汆等用油少的方法，忌煎炸、油爆、熘等用油多的方法。

5.少喝酒或不喝酒。

☺ 有益血压、血脂的食物	☹ 影响血压、血脂的食物
·芹菜、青椒、萝卜、苹果、柑橘等富含膳食纤维和维生素C的蔬果。 ·橄榄油、大豆油等富含不饱和脂肪酸和维生素E的植物油。 ·瘦肉、禽类、有鳞鱼、豆类及豆制品等高蛋白、低胆固醇的食物。 ·低脂或脱脂奶、豆类、黄绿色蔬菜、牡蛎等富含钙、镁、锌的食物。	·肥肉、动物内脏（特别是肝脏）、动物油、油炸食品、奶油制品等高脂肪食物。 ·蛋黄、无鳞鱼、鱼子、蚌肉、蟹黄等高胆固醇食物。 ·糕点、饮料、糖等高糖食物。 ·咸鱼、腊肉、酱菜、方便面等高盐食物。

推荐食谱——山楂荷叶茶

材料 干山楂30克，干荷叶12克。

做法
将两者一起放入锅中，加水500毫升，大火煮沸后，用小火煎煮20分钟，滤渣取汁即可饮用。

功效 山楂中富含钾和维生素C，可帮助降低血压；山楂中的有机酸和荷叶中的黄酮类物质则可以促进脂肪分解，降低血脂，减肥瘦身。

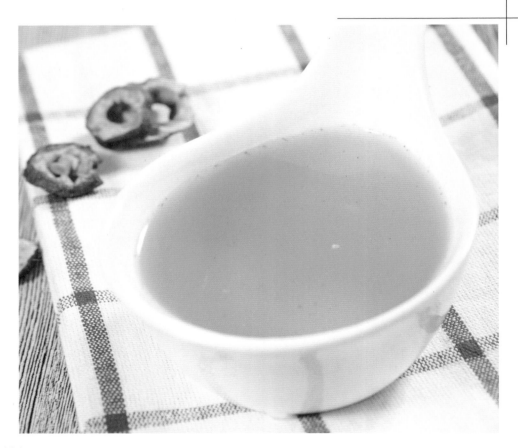

3.合理运动，降压降脂

适量的运动可以降低血脂水平，患者可根据自己的身体情况，选择步行、慢跑、太极拳、游泳等有氧运动，每周运动3~5次，每次持续30~60分钟。

如果是上班族，工作很忙，很难抽出专门的时间来运动的话，不妨在上班时间里有意识地增加一些活动量，对降压、降脂也有帮助。

上班族增加运动量的方法

1.如果家离单位近，可步行或骑自行车上班；稍远点可坐公交、地铁，尽量只站不坐；开车上班的人，尽量将车停得远一点，这样到办公室就可以多走些路了。

2.在等待公交车、地铁或电梯的时候，可以做腹式呼吸。

3.如果办公楼层不高，可以考虑爬楼梯上去；楼层高的话，可以提前两三层下电梯，爬楼梯上去。

4.坐在电脑前办公的时候，可时不时地踮起脚尖，转转脚踝，以促进下肢血液循环。

5.增加起身倒水，去厕所的次数，多喝水，多走路，办公锻炼两不误。

6.工作间隙，做办公室简易健身操。

7.吃完午饭，不要立即坐在办公位上，可以活动一下，或到外面走走，有助于消化。

8.下班回家，可以早一点下车，走路回家。

4.其他需要注意的调养细节

1.注意休息，避免熬夜和过度劳累，保证充足的睡眠。

2.寒冷能引起周围血管收缩，增加血液黏稠度，诱发心脑血管疾病，因此日常起居要注意及时增减衣物，尤其冬季更要注意防寒保暖。

3.保持良好的心态，避免过度精神紧张及情绪激烈变化。

4.必须戒烟。

5.对于体型肥胖或超重的蛋白尿患者，应注意减重并保持体重不超过理想体重的10%，超重10%以上者应减轻体重5千克以上。

第三，高血压并发肾功能不全的日常调养法

肾脏也是高血压的靶器官之一，这是因为长期的血压增高会对肾脏的小动脉产生影响，引发肾硬化症，进而引起肾功能不全。所以，对于这类高血压患者，在控制血压的同时，更要注重对肾脏的保护。

1.高血压并发肾功能不全的临床特点

1.患者在早期没有明显的自觉症状，但随着病情的发展，会逐渐出现夜尿增多、水肿、蛋白尿，甚至尿毒症。

2.急性肾功能不全在短期内肾脏功能会迅速恶化；慢性肾功能不全则可能持续数月至数十年，恶化速度较慢。

2.调整饮食，保护肾功能

1.三餐要有规律，定时定量，每餐吃七八分饱即可，以避免过饱或暴饮暴食。

2.限制蛋白质的摄入量，每天每千克体重不超过0.3~0.4克，且选择富含优质蛋白的动物类食物，植物蛋白质应减少到最低的程度。

3.控制钾、盐的摄入量（每天控制在5~6克），少吃高钾、高盐食物。

4.水分摄入要适宜，水肿明显者控制在每天500~800毫升，保证不渴即可。

😊 有益血压、肾脏的食物	😞 影响血压、肾脏的食物
·新鲜蔬菜、水果等富含膳食纤维、维生素的食物。 ·花生、芝麻等富含钙质的食物。 ·山药、红薯、南瓜、栗子粉、藕粉、粉丝等高热量、低蛋白的食物。 ·莲藕、茄子等具有止血作用的食物。 ·橄榄油、花生油等低脂植物油。 ·牛奶、禽肉、畜瘦肉、河鱼、虾等富含优质动物蛋白质的食物。	·豆类及豆制品、玉米、面粉、大米等富含植物蛋白质的食物。 ·蛋黄、肉松、动物内脏、乳制品、骨髓等含磷较高的食物。 ·肥肉、鱼子、黄油等高脂肪、高胆固醇的食物。 ·咸菜、腊肉等高盐食物。 ·浓茶、咖啡、酒、辣椒、芥末等辛辣刺激食物。 ·油条、炸鸡等煎炸食物。

推荐食谱——素炒莴笋

材料 莴笋400克，花椒3克，葱末、姜末各5克，植物油、盐、酱油各少许。

做法

❶ 莴笋去皮，去根，切成薄片。

❷ 炒锅中放入油，加入花椒炸香，取出花椒后放入葱末、姜末炝锅，放入莴笋片翻炒均匀，加入盐、酱油，炒熟即可。

功效 莴笋是高钾低钠的食物，有利于维持血压稳定；莴笋富含膳食纤维、维生素，对维持肾脏功能也有帮助。

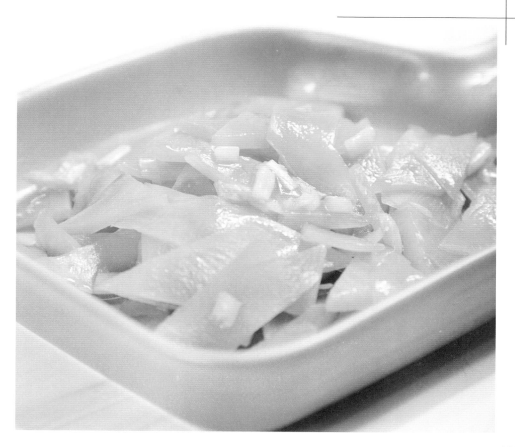

3.适度运动，预防肾功能减退

高血压并发慢性肾功能不全的患者在病情允许的前提下，要加强自我保健，锻炼身体，以增强抗病能力。

●日常可以进行一般的活动，如正常工作、学习、做家务等。

●尚没有自觉症状的患者可坚持散步、快走等运动，每周3~5次，每次30分钟。

●应避免中等强度以上的体力劳动或运动，在校学生应免修体育课。

●病情较重的患者，需在医生指导下进行适宜的运动，比如散步等。

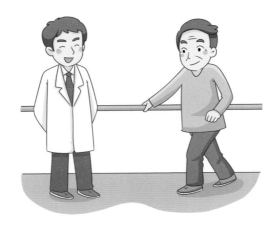

注意啦！

如果患者出现明显水肿、贫血、易疲倦、食欲不振、注意力不集中等症状，说明肾脏功能已损害相当严重，应尽早就医，并在医生指导下进行运动以利病情的缓解与稳定。

4.其他需要注意的调养细节

1.注意劳逸结合，避免过劳；禁烟忌酒，节制性生活。

2.注意天气变化，及时增减衣物，避免受寒、受风、受湿，防止感冒。

3.注意个人卫生，勤换内衣，防止泌尿系统感染。

4.要注意观察血压、脉搏、呼吸、尿量、大便量及颜色的变化，发现血压过高或过低时，及时调整降压药物用量。

5.积极进行心理调节，保持乐观、开朗的心态，避免不良情绪的刺激，以延缓疾病的进程，促进病情的好转。

第四，高血压并发冠心病的日常调养法

心脏是高血压的靶器官之一，所以，临床上，高血压并发冠心病的患者较多，而且血压越高，发生冠心病的概率越大，如果控制不好，进一步发展还会危及生命。因此，严格控制血压达标，是减缓疾病进展的关键。

1.高血压并发冠心病的临床特点

1.典型症状：胸闷、胸痛、气短，活动时加重。

2.症状的发生多与运动、情绪、大量吸烟和饮酒等有关。

2.调整饮食，保护心脏

1.坚持低盐饮食，每天摄入量不超过5~6克，同时注意食物中的"隐形盐"。

2.少吃脂肪和胆固醇含量高的食物，尤其注意控制胆固醇的摄入量，每天不超过300毫克，大致相当于一个鸡蛋中的胆固醇含量。

3.增加不饱和脂肪酸的摄入，可降低血脂，防止动脉粥样硬化。

4.每日饮水不少于2000毫升，尤其是睡前及晨起喝一杯温水，可减少血栓形成，预防脑卒中与心血管疾病。

5.不要喝烈性白酒，可以适当的喝少量黄酒、葡萄酒等发酵酒，每日不宜超过30~50毫升。

😊 有益血压、心脏的食物	😞 影响血压、心脏的食物
·糙米、玉米、小米等高纤维且富含B族维生素的食物。 ·猕猴桃、山楂、菜花、青椒、西蓝花等富含维生素C的果蔬。 ·芹菜、菠菜等富含粗纤维的蔬菜。 ·黑木耳、蘑菇、海带、绿叶蔬菜、虾等富含钾、钙、镁、碘的食物。 ·牛肉、葡萄等富含铬的食物。 ·小麦、扁豆等富含锰的食物。 ·金枪鱼、鳕鱼等富含多不饱和脂肪酸的海鱼。	·动物内脏、甲壳类动物等高胆固醇食物。 ·肥肉、动物油等高脂肪食物。 ·咸菜、腊肉、火腿、方便面等高盐食物。 ·甜食等高糖食物。 ·烈酒、浓茶、咖啡、辣椒、芥末等辛辣刺激性食物。 ·刚出锅的面条或汤、粥、冰镇西瓜等过热、过冷的食物。

推荐食谱——**紫甘蓝炒凉瓜**

材料 紫甘蓝、凉瓜各100克，去皮鲜核桃50克，美人椒、洋葱末各20克，橄榄油10克，盐3克，花椒油适量。

做法

❶ 紫甘蓝洗净，切成小片；凉瓜洗净，去子后切成菱形片；美人椒洗净，切段。

❷ 锅内倒入橄榄油，油热后放入洋葱末、美人椒炒香，再加入紫甘蓝、凉瓜和去皮鲜核桃仁，翻炒均匀，炒出香味后加入盐和花椒油调味即可。

功效 此菜富含膳食纤维、B族维生素、维生素C、维生素E等营养素，有助于降低血压，防止动脉粥样硬化，预防冠心病复发。

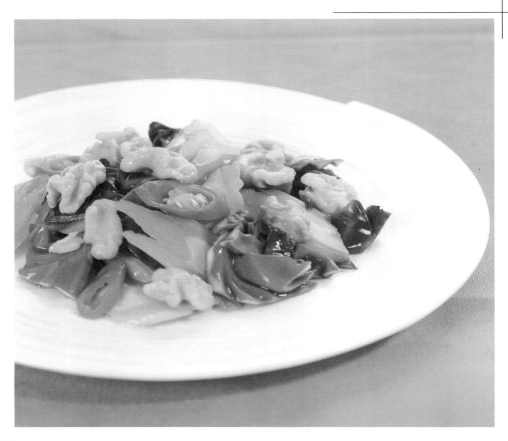

3.适量运动，锻炼心脏功能

　　高血压并发冠心病的患者应避免长时间地卧床或坐着不动，可根据病情、运动耐受力和自身年龄进行适量的有氧运动，有助于锻炼心脏功能，帮助稳定病情。

●急性心梗患者在恢复期的康复运动应以步行为主，或者做扩胸运动，可以锻炼心肺功能，以无症状、无疲劳感为度。

　　扩胸运动的运动要领：

　　1.将手臂抬高，两手平举成一水平线，双手握拳，拳面相抵。

　　2.两拳不能分开，胸大肌试着用力，使手臂往上抬高至脑后，手臂往上抬时要吐气，放松时要吸气，反复50次。

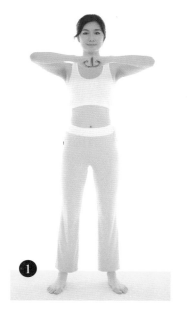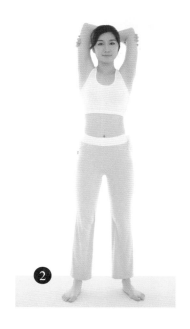

●稳定型冠心病患者可选择简单易行、能长期坚持的运动项目，如散步、骑自行车、打太极拳、玩健身球等。每周5次，每次20~30分钟，运动前后要进行10分钟的热身和整理运动。

●避免举重、拔河、短跑等剧烈的竞技性运动，每周可进行2次力量性运动。

●参加一些文娱活动或承担一些力所能及的家务劳动。

注意啦!

　　当出现胸闷、胸痛、呼吸困难、下肢水肿、心跳过速等症状时要立即停止运动。

第五，高血压并发痛风的日常调养法

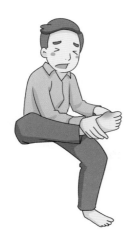

高血压患者的血尿酸水平常高于正常人，如不及时调治，常会导致痛风，当痛风和高血压同时存在时，会加重对肾脏的损害。所以，高血压并发痛风的患者一定要注意调养，防止病情加重。

1.高血压并发痛风的临床特点

1.痛风常见的受累区域：拇趾、足背部、足跟、踝部以及膝、腕、指、肘等关节部位。

2.痛风急性发作时，受累关节会突然发生剧烈疼痛、红肿、僵硬、发热，可持续数天到1周。

3.多见于中老年人，以男性居多，约占95%，女性患者大多出现在绝经期以后。

4.除了遗传、疾病外，不适当的饮食和过多饮酒等也是诱发痛风的重要因素。

2.调整饮食降尿酸

1.饮食宜清淡，适量摄入蛋白质（每日摄入量不超过每千克体重1克），选择低嘌呤、低脂肪（每日脂肪摄入总量控制在50克左右）、低盐（每人每天不超过5~6克）饮食。

2.饮食有度，绝不暴饮暴食，以免一次大量摄入嘌呤导致痛风急性发作。

3.痛风急性发作期：应严格选用低嘌呤半流质膳食、软饭或普通饭，新鲜蔬果；忌食一切肉类及高嘌呤食物。

4.缓解期：可适当放宽嘌呤摄入的限制，以补充营养，维持理想的体重；忌食高嘌呤食物。

5.采用凉拌、蒸、煮、炖、氽等用油少的烹调方法，忌煎、炸、油爆、熘等用油多的方法。

6.多饮水，以白开水和淡茶为好，每天不少于2500毫升，以增加尿酸的排出。

7.戒酒及一切刺激性食物，以免诱使痛风急性发作。

常见食物中嘌呤含量的分布表（单位:毫克/100克）

食物选择	类别	具体食物
急性期：首选低嘌呤食物（嘌呤含量<50毫克）	谷薯类	大米、大麦、面粉及其制品，马铃薯、芋头、红薯等
	蔬菜类	白菜、卷心菜、竹笋、芹菜、番茄、茄子、黄瓜、冬瓜、南瓜、苦瓜、西葫芦、白萝卜、胡萝卜、荸荠、青椒、洋葱等
	水果类	苹果、香蕉、橘子、橙子、柚子、红枣、西瓜、草莓、葡萄、桃子、梨等各种新鲜水果
	蛋奶类	鸡蛋、鸭蛋、鹌鹑蛋等蛋类及其制品，鲜奶、奶酪、酸奶、奶粉等奶类及其制品
	水产类	海参、海蜇等
	其他类	枸杞子、植物油、蜂蜜、动物血
缓解期：适量食用中嘌呤食物（嘌呤含量50~150毫克）	蔬菜类	西蓝花、韭菜、油菜、豇豆、豌豆、笋干等
	菌菇类	金针菇、猴头菇、滑子蘑、银耳、黑木耳等
	畜、禽肉类	猪肉、牛肉、羊肉、鸡肉、烧鸭、烧鹅等
	水产类	鳗鱼、鳝鱼、鲢鱼、鲈鱼、鲫鱼、鲤鱼、草鱼、大比目鱼、金枪鱼、虾、蟹、鲍鱼、大马哈鱼、海带等
	豆类及制品	绿豆、豆腐、豆干、豆浆、纳豆、黑豆、白芸豆等
	坚果类	花生、杏仁、核桃、腰果、莲子、栗子等
忌食：高嘌呤食物（含量>150毫克）	蔬菜类	干紫菜、干香菇、干鲍鱼菇、干茶树菇、干竹荪等
	水产类	干面条鱼、烤鲅鱼、烤虾、黄花鱼、黑鱼、干鲍鱼、干鱼翅、干贝、牡蛎、蛤蜊、带鱼等
	豆类及制品	黄豆、豆皮、赤小豆、豆粉
	其他类	火锅汤、鸡精、酵母及各种肉制成的肉汤等

推荐食谱——**醋溜白菜**

【材料】 白菜200克，葱花、植物油各适量，盐、香醋、花椒各少许。

【做法】

❶ 白菜洗净，切成片。

❷ 油锅烧至五成热，放入花椒，炸至花椒表面开始变黑，放入葱花爆香，然后放入白菜，大火快速翻炒，并及时放入香醋，大约炒1分钟后，再次放入盐、香醋调味即成。

【功效】 白菜是低嘌呤食物，适宜各期痛风患者食用，且白菜中富含膳食纤维、维生素C，也有利于稳定血压。

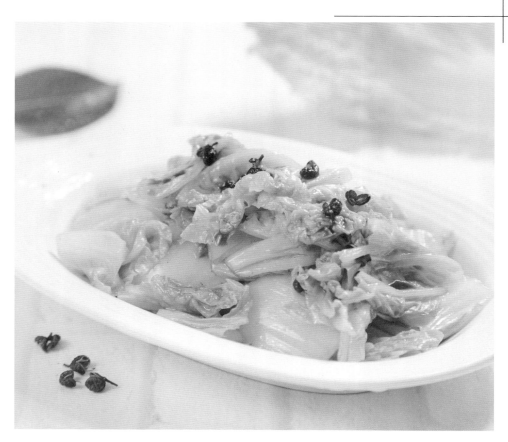

3.缓解期合理运动，保护关节

高血压并发痛风的患者在痛风急性发作期一定要多卧床休息，不要运动。缓解期则要长期坚持适度运动，有助于增强体质，缓解痛风引起的慢性关节疼痛，防止关节痉挛、肌肉萎缩等一系列并发症。

●定期、持续的有氧运动可降低血压，活化关节，患者可选择散步、快步走、慢跑、太极拳、健身操、瑜伽等有氧运动，每周3~5次，每次30分钟。

●多活动各个关节，以伸展和屈曲的动作为主，如手指伸展、张开、并拢、弯曲、握拳等，伸展手臂、屈肘、甩手等，屈膝静蹲、伸展膝盖、转膝等，旋转脚踝、伸展足弓、足趾抓地、踮脚尖等。

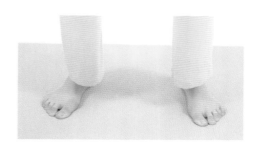

足趾抓地

动作要领：双脚放平，紧贴在地面，比肩稍宽，10个脚趾先张开，再用脚趾用力抓地，连续反复做50~100次。

●注意避免过量、剧烈运动。

●运动后可按摩小腿或热敷关节，有助于增加关节的血液循环。

4.其他需要注意的调养细节

1.痛风急性发作期：多休息，抬高患肢，穿硬底鞋或露趾的术后鞋，每天用热水泡脚，有助于缓解症状。

2.痛风缓解期：生活有规律，保证充足的休息和睡眠，避免熬夜、过度疲劳；注意安全，避免外伤。

3.根据气候变化及时增添衣物，尤其是要注意关节部位的保暖，避免受凉。

4.消除各种心理压力，保持情绪稳定、心态乐观，避免不良情绪的刺激。

5.吸烟会刺激心脏和血管，故患者一定要戒烟。

6.定期复查尿酸、血象和肝肾功能。

第六，高血压并发脑卒中的日常调养法

脑卒中，又称中风，是由脑血管病变引起的，是高血压常见的并发症之一。脑卒中临床上分为缺血性脑卒中（脑梗死）和出血性脑卒中（脑出血）两大类。大多数患者在度过危险期后，部分会遗留半身不遂、语言不利等后遗症，对患者的生活和生命质量影响非常大。因此，康复期的科学调养非常重要。

1.高血压并发脑卒中的临床特点

1.患者常突然发病，以口角㖞斜、语言不利、半身不遂、头痛、意识障碍等为主要症状。

2.脑卒中的致残率、复发率、死亡率都比较高，且并发症多。

3.病后 6~12 个月内是患者康复的最佳时机，时间越久，康复的困难越大。

2.调整饮食，防止脑卒中复发

1.饮食、活动能自理的患者，可按照高血压的饮食原则安排一日三餐，饮食宜清淡、多样，荤素搭配，粗细搭配，营养丰富，易消化；采用蒸、煮、炖、汆、拌等烹调方法；进食有节制，避免过饱。

2.如果患者不能自主咀嚼、吞咽困难，食物选择基本同前面所讲，但在制作时要软、烂、细，必要时可做成泥状、糊状，必要时鼻饲喂食；可食用酸奶、乳酸菌制剂，也可以食用大豆低聚糖、魔芋制品等，以保持大便通畅。

3.及时补充水分，可防止血液浓缩和黏稠，预防脑血栓形成。

☺ 有益血压、血管的食物	☹ 影响血压、血管的食物
·糙米、标准粉、玉米、小米、燕麦等富含膳食纤维和B族维生素的食物。 ·蛋白、畜瘦肉、鱼类、禽类（去皮）、牛奶、豆制品等富含优质蛋白质的食物。 ·猕猴桃、青椒等富含维生素C的果蔬。 ·植物油、坚果等富含维生素E的食物。 ·菠菜、海藻、豆类等富含钾的食物。 ·黑米、黑豆、莲子等富含镁的食物。	·动物内脏、肥肉、奶油等高脂肪、高胆固醇食物。 ·咸鱼、腊肉、酱菜、方便面等高盐食物。 ·糖、甜食、含糖饮料等高糖食物。 ·酒、咖啡、浓茶、辣椒、芥末等辛辣刺激性食物。 ·油条、煎鸡蛋等煎炸烤食品。

推荐食谱——番茄菜花

材料 菜花200克，番茄100克，葱花、盐、植物油各少许。

做法

❶ 菜花洗净，掰成或切成小朵；番茄洗净，去蒂后切块。

❷ 锅内放入适量清水，烧沸后放入菜花汆烫1~2分钟，捞出沥水。

❸ 油锅烧热，放入葱花爆香，然后倒入番茄块，煸炒几下放入菜花，炒熟后放入少许盐调味即成。

功效 此菜可补充膳食纤维、维生素C、番茄红素等多种营养素，高血压并发脑卒中患者可常食。

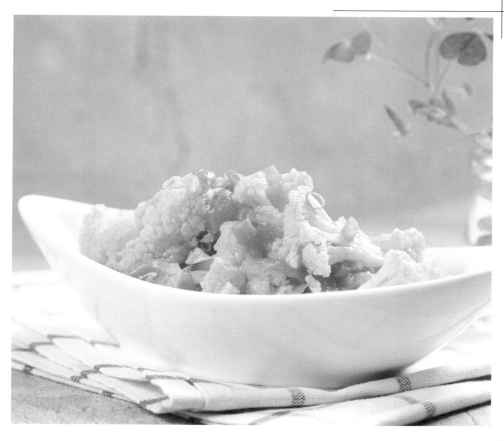

3.做好康复活动，促进身体功能的恢复

高血压并发脑卒中的患者如果没有留下后遗症，可按照第四章高血压患者的运动方法进行锻炼。如果留有后遗症，则可根据具体情况加强相应的康复训练和生活训练。

有针对性的康复训练

●肢体功能障碍者：可以利用家用的肢体运动康复仪来进行康复训练，从简单的屈伸开始，要求肢体活动充分，合理适度，避免造成肌肉、关节损伤，每天2~4次，每次5~30分钟；还可以用热水浸泡患侧肢体，促进血液循环。

●语言不利者：要诱导和鼓励其说话，耐心纠正发音，从简到繁，反复练习，坚持不懈。

●口角㖞斜者：要鼓励其多做眼、嘴、脸部运动，并经常进行局部按摩。

●吞咽困难者：应多锻炼口腔功能，如伸舌、转舌、舔唇、上下叩齿、咀嚼、张口吸气、呼气、吸吮、吞咽等动作。

生活训练

●衣服要宽松柔软，方便穿脱，穿衣时先穿瘫痪侧，后穿健侧；脱衣时先脱健侧，后脱患侧。

●开发健肢的潜能，如右侧偏瘫而平时又习惯使用右手的患者，要训练用左手做事的能力。

4.其他需要注意的调养细节

1.每天测量1~2次血压，特别是在调整降压药物阶段，以保持血压稳定；血压波动大的患者，每天应测量血压2~3次，及时调整药物，防止脑卒中复发。

2.合理安排生活，劳逸结合，保证充足的休息和良好的睡眠，切忌过度烦劳、熬夜。

3.随天气变化及时添减衣服，尤其是半夜起床如厕、外出或气温骤降时要注意防寒保暖，以免寒冷天气刺激神经和血管，导致脑卒中复发。

4.保持心情舒畅，情绪稳定，避免激烈的情绪刺激，少做或不做易引起情绪激动的事，如打麻将等。